Inhaltsverzeichnis

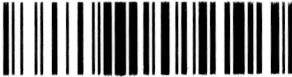

Vorwort

Pflege war nie einfach – aber heute ist sie existenziell herausgefordert.
Dieses Buch ist kein Fachlexikon, sondern ein ehrlicher Versuch, Pflegewirklichkeit zu beschreiben, zu analysieren und zu gestalten.

Ich schreibe aus eigener Erfahrung: als Pflegekraft, als Führungskraft, als Beobachter, als Mitgestalter. Ich kenne das Dienstzimmer, die Personalbesprechung, das Notfallmanagement – und die Fragen, die nach dem Dienst bleiben.

Dieses Buch will zeigen, wie Pflege heute aussieht – jenseits von politischen Schlagworten und Imagekampagnen. Es beleuchtet die Widersprüche zwischen Personalschlüssel und echter Versorgung, zwischen digitaler Planung und menschlicher Begegnung. Es geht um Zahlen, aber auch um Geschichten. Um Struktur – und Sinn.

Ich schreibe es für Pflegende, für Leitende, für Auszubildende – aber auch für diejenigen, die Pflege planen, steuern und verantworten. Es soll Mut machen, Dinge anzusprechen und Verantwortung zu übernehmen – nicht allein, sondern gemeinsam.

„Pflege. Personal. Realität." ist kein Abgesang –
sondern eine Einladung, genau hinzuschauen und neu zu denken.

Andreas Rabe

Kapitel 1

„Die kardiologische Normalstation – Routinebetrieb mit Systemanforderungen"

Krankenhäuser bestehen nicht nur aus Notaufnahmen, Intensivstationen oder OPs – der Alltag wird auf den sogenannten „Normalstationen" bewältigt. Hier geschieht das Unspektakuläre, das Kontinuierliche, das Tragende. Besonders in der Inneren Medizin übernehmen kardiologische Stationen mit 30 Betten eine Schlüsselrolle. Dieses Kapitel beleuchtet den realen Pflegealltag, quantifiziert die personellen Anforderungen – und stellt die Frage: Reicht das, was rechnerisch vorgesehen ist, wirklich aus?

---

1. Die Struktur der Station: 30 Patienten, kardiologisches Profil

Die betrachtete Station hat 30 Betten und behandelt überwiegend internistische Patientinnen und Patienten mit kardiologischen Diagnosen wie:

- Herzinsuffizienz
- Vorhofflimmern
- Angina pectoris
- Nachsorge nach Herzkatheter
- Hypertensive Entgleisungen

Die Patienten sind zum Großteil mobil und orientiert. Die Selbstpflegefähigkeit ist gegeben, aber oft eingeschränkt – nicht aus körperlicher, sondern aus gesundheitlicher Vorsicht.

2. Pflegeaufwand – Was muss geleistet werden?

Tägliche Aufgaben umfassen:

- **Blutabnahmen** (meist morgens, ca. 10–15 pro Schicht)
- **Vitalzeichenkontrollen und EKGs** (mehrmals täglich bei ausgewählten Patienten)
- **Medikamentenvergabe**, inkl. Infusionstherapien und Injektionen
- **Unterstützung bei Körperpflege**, z. B. Waschen am Waschbecken, Hilfe beim Anziehen
- **Pflegedokumentation**, Pflegeplanung, Übergaben
- **Anwesenheit bei einer ärztlichen Visite**, i. d. R. vormittags
- **Kommunikation mit Angehörigen**, Sozialdiensten und Therapiebereichen

Wenige Transporte und ein strukturiertes Visitenkonzept machen die Station kalkulierbar – **aber nicht „pflegeleicht".**

---

3. Personalbedarf – Berechnung nach PPR 2.0

Annahme:

- Durchschnittlich 110 Minuten Pflegezeit/Tag pro Patient (Mischkategorie A2/S2)
- 30 Patienten × 120 Minuten = **3.600 Minuten/Tag = 60 Stunden/Tag**

Auf das Jahr gerechnet:

- 60 Std/Tag × 365 = **21900Stunden/Jahr**

Effektive Jahresarbeitszeit einer Pflegekraft:

- Tariflich: 38,5 Std/Woche = 2.002 Stunden/Jahr
- Abzüglich 30 Urlaubstage, 15 Krankheitstage, Fortbildung etc. → rund **1.540 Stunden/Jahr nutzbar**

Rechenweg:

- 21900 Stunden/Jahr ÷ 1.540 Stunden/VK = 14,22VK

Ergebnis: **14,22 VK** werden rechnerisch benötigt, um die tägliche Versorgung ohne Ausfälle zu gewährleisten.

---

4. Dienstplanrealität – Was passiert in Schichten?

Ein Beispiel für realistische Mindestbesetzung (ohne Springer, ohne Leitung):

- **Frühdienst**: 3 Pflegekräfte
- **Spätdienst**: 3 Pflegekräfte
- **Nachtdienst**: 2 Pflegekraft

→ 8 Personen pro Tag, an 365 Tagen → **2.920 Schichten/Jahr**

Wenn eine Pflegekraft durchschnittlich 225 Schichten im Jahr arbeitet (inkl. Teilzeit, Ausfälle):

2920 Schichten/Jahr ÷ 225 Schichten/VK = 12.98 VK

➜ Das bedeutet: Das **Dienstplansoll** ergibt ca. **13 VK**, das **Leistungssoll (PPR)** ergibt ca. **14,22 VK**. Die Differenz entsteht durch nicht erfasste Lücken in Doku, Pausen, Unterbrechungen – und zeigt, wie wichtig **Reservekapazitäten** sind.

5. Reserve, Teilzeit, Realität

Realitätscheck:

- Team hat z. B. 20 Personen
- Davon 60 % in Teilzeit, Ø 75 % Stellenanteil
- → 20 × 0,75 = **15 VK real verfügbar**

Davon entfallen oft:

- 1 VK Leitung, 1 VK Springer/Urlaubsvertretung, 1 VK für Anleitung
- Bleiben: **12 VK netto** – und das **nur bei Vollbesetzung!**

➤ Heißt: Schon 2–3 Krankmeldungen bringen das System an die Grenze. Die Personalplanung muss also **mit 20–25 % Reserve** kalkuliert werden.

6. Was bedeutet „ausreichend"?

Ein *formal korrekter* Dienstplan reicht nicht aus, wenn:

- keine Zeit für Gespräche bleibt
- keine Pausen eingehalten werden
- pflegerische Qualität leidet

„Ausreichend" heißt:

- **Pflegefachlich fundiert besetzt**
- **Pausenfähig organisiert**
- **Individuelle Belastung berücksichtigt**

- **Auszubildende betreut, nicht nur mitgeplant**

Fazit

Eine kardiologische Station ist kein „low-care"-Bereich. Die Anforderungen sind zwar planbar, aber **nicht statisch**. Nur eine **vorausschauende Personalplanung**, die Pflegeleistung, Teamstruktur, Ausfallraten und Dienstplanwirklichkeit integriert, schafft **Sicherheit und Qualität** – für Patienten und Mitarbeitende.

Rechnen reicht nicht. Es braucht Haltung, Reserve und realistische Einschätzung.

Kapitel 2

„Gleiche Station – neue Anforderungen: Wenn Routine komplex wird"

Auf den ersten Blick ist die Station dieselbe wie in Kapitel 1: 30 Betten, internistisch-kardiologische Patienten, überwiegend selbstständig, stabil. Doch im Stationsalltag sind es nicht nur die Patienten, die Zeit kosten – es sind die **Zusatzaufgaben**, die die Personalplanung aus dem Gleichgewicht bringen können. Hier zeigt sich, wie schnell ein vermeintlich „gut kalkulierter" Dienstplan an Realität verliert, wenn nicht-pflegerische Anforderungen mitbedacht werden.

---

1. Die strukturelle Ausgangslage bleibt

Die Grundversorgung bleibt vergleichbar:

- 30 kardiologische Patienten
- Übliche Pflegeleistungen wie Körperpflege, Medikamente, EKG, Visite, Dokumentation
- Gerechnet mit 120 Minuten Pflegeaufwand pro Patient → **60 Stunden Pflegezeit/Tag**

→ Wie in Kapitel 1: **21900 Pflegestunden pro Jahr = 14,22 VK (rechnerisch)**

Aber nun: zusätzliche Aufgaben, die diese Kalkulation **deutlich beeinflussen**.

---

2. Neue Anforderungen im Tagesgeschäft

Diese Station hat zusätzliche Belastungsfaktoren:

Aufgabe	Häufigkeit	Aufwand/Tag (geschätzt)
Begleitete Patiententransporte	3–5 pro Tag (z. B. MRT, Szinti)	90–120 Min
Auszubildendenbetreuung	2 Azubis + 1 Praktikant täglich	60–90 Min
Zweite Oberarztvisite	alle 2 Tage	Ø 30 Min/Tag
QM-Vorbereitung (Audit etc.)	regelmäßig	30–45 Min/Tag
Material- & Medikamentenlogistik	täglich (Bestellung + Verräumung)	45–60 Min

Tagesgesamtaufwand zusätzlich: ca. 4,5–5,5 Stunden

→ Hochgerechnet aufs Jahr:
5 Std × 365 Tage = **1.825 Stunden zusätzlich pro Jahr**

---

3. Personalbedarf inklusive Zusatzaufwand

Neue Gesamtsumme:

- Ursprünglicher Pflegeaufwand: 21900 Std
- Zusatzaufwand: +1.825 Std
- **Gesamt: 23725 Std/Jahr**

Erforderliche VK:

23725 Std/Jahr ÷ 1540 Std/VK = 15,41 VK

→ Das bedeutet: Für die gleiche Station mit diesen Zusatzbelastungen wird **mindestens eine weitere Vollkraft** benötigt. Rechnet man mit realen Dienstunterbrechungen, Anleitungen und Doku, sind **15 VK angemessen**, um diese Aufgaben im Regelbetrieb abzudecken.

---

4. Sind diese Aufgaben in der PPR 2.0 enthalten?

Teilweise – aber nicht vollständig.

→ ABER: Transporte, Visitenbegleitung, Logistikleistungen sind **nicht einzeln abbildbar**, sondern gehen im Arbeitsdruck unter. Die PPR rechnet Leistungsminuten – **nicht Komplexität.**

---

5. Weitere Berechnungsoption: Dienstplansicht

Nimmt man die Mindestbesetzung von:

- **Frühdienst**: 3 Pflegekräfte
- **Spätdienst**: 3
- **Nacht**: 2
  = **8 Pflegekräfte/Tag** × 365 = 2.920 Schichten

Mit 225 real leistbaren Schichten pro VK/Jahr →

2.920 Schichten ÷ 225 Schichten/VK = 12,98 VK

➤ Das deckt **nur die Stationspräsenz** – nicht die Zusatzaufgaben, nicht Krankheit, nicht Anleitung, nicht Entwicklung.

Mit 15 VK ist man rechnerisch robust – mit 17 VK planungssicher.

---

6. Lösungsansätze: Muss Pflege alles selbst tun?

Viele Aufgaben (Transporte, Logistik, QM) **müssen nicht von Pflegefachkräften ausgeführt werden**:

Aufgabe	Alternativrolle
Patiententransport	Transportdienst, Freiwillige
Medikamentenlogistik	Versorgungsassistent, Apotheker
QM-Vorbereitung	Pflege-QM-Koordinator
Anleitung Azubis	Praxisanleiter mit Freistellung

→ Pflegekräfte entlasten, **nicht entwerten** – durch gezielte Rollenentflechtung.

7. Fazit: Personalplanung braucht mehr als Zählung

Was auf dem Papier gleich aussieht, ist in Wirklichkeit etwas ganz anderes. Zusatzanforderungen verändern den Takt, die Last und die Erwartungshaltung an das Team. Nur wer diese sichtbar macht und in die Planung integriert, sorgt für echte Versorgungssicherheit – ohne das Personal zu verschleißen.

Dienstplanung ohne Raum für Zusatzaufgaben ist wie eine Brücke ohne Spielraum: Sie trägt – bis sie bricht.

Kapitel 3

„Der Faktor Mensch – Wenn Planung auf Realität trifft"

Strukturell ist alles wie gehabt: eine kardiologische Normalstation mit 30 Betten, ein moderater Pflegeaufwand, dokumentierte Prozesse, geregelte Abläufe. Auf dem Papier könnte man sagen: „Das kriegen wir hin."

Doch der Dienstplan kennt keine Lebensrealität – zumindest nicht automatisch.
Er rechnet mit **Vollkräften**, nicht mit Menschen.
Er kennt **Sollzahlen**, nicht Schultern, Herzen oder Hüften.
In der Realität wird aus einem überschaubaren Pflegedienst schnell ein **Puzzle aus Einschränkungen, Anforderungen und Menschlichkeit.**

Dieses Kapitel zeigt, warum es nicht reicht, Stellen zu zählen – sondern **Menschen und Lebenslagen zu verstehen**. Denn der Faktor Mensch ist nicht der Störfaktor der Planung – **er ist ihr Gegenstand.**

---

1. Die Ausgangslage: Strukturell identisch – personell komplex

Gleiche Station wie im vorangegangenen Kapitel:

- 30 Betten
- 1 Visite täglich
- geringe Transportlast
- durchschnittlich selbstständige Patienten

Aber jetzt:

- 3 neue Mitarbeitende: noch in Einarbeitung, noch unsicher in Organisation & Doku
- 2 Mitarbeitende über 63: verlangsamt, aber mit Erfahrung und Haltung
- 1 Kollege mit Hüft-OP: darf nicht heben oder über längere Strecken laufen
- 1 Mitarbeiterin mit Attest: keine Nachtdienste, keine Wechselschichten
- 1 junge Mutter mit Kita-Kind: häufige spontane Ausfälle wegen Erkrankung
- 2 Mitarbeitende mit langfristigem Kuraufenthalt bzw. Therapie
  -
    - Urlaubsplanung, geplante OPs, Fortbildungen

→ Im Plan: 12 VK
→ Real verfügbar & voll belastbar: etwa **8 VK**

---

2. Warum der Dienstplan nicht reicht

Planannahme	Realität
„12 VK sind 12 VK"	Nein – manche sind eingeschränkt, andere in Einarbeitung
„Krankheit ist Ausnahme"	Nein – oft gibt es mehrere gleichzeitige Ausfälle
„Jeder kann jede Aufgabe übernehmen"	Nein – nicht jeder darf oder kann jede Tätigkeit
„Schichten sind rotierbar"	Nein – ärztliche Atteste und Vereinbarkeitswünsche beeinflussen

Konsequenz: Planung wird zur Improvisation – und Überforderung zum Normalzustand.

---

3. Wenn Erfahrungswissen und Einschränkung zusammenfallen

Langjährige Mitarbeitende sind oft:

- ruhig
- verlässlich
- erfahren
- resilient

Aber auch:

- körperlich eingeschränkt
- nicht mehr schichtflexibel
- reduziert belastbar

→ **Wichtig:** Sie ersetzen keine volle VK-Leistung – aber sie stabilisieren das Team.
Erhaltende Arbeitsplätze statt Ausgrenzung sind ein Gewinn für alle Seiten.

---

4. Wenn neue Kolleg:innen mehr brauchen als Aufgaben

Neue Pflegekräfte sind motiviert – aber brauchen:

- Zeit
- Anleitung
- Fehlerkultur
- emotionale Integration

Ein neuer Mitarbeitender bindet in der Einarbeitung etwa 0,3–0,5 VK
→ 3 neue Personen = *1,0–1,5 VK zusätzliche Bindungskapazität*

Fehlerhafte Annahme: „Mit den Neuen sind wir wieder voll"
Realität: „Jetzt müssen wir erst einmal mehr leisten, damit sie bleiben können."

---

5. Wenn Teilzeit, Familie und Gesundheit zusammentreffen

Faktor	Planungsherausforderung
Teilzeit	Verfügbarkeit ist geringer – aber oft planbar
Kinderbetreuung	Spontane Ausfälle, Wunsch nach Wochenendfreiheit
Gesundheitliche Atteste	Dienstmodell kann nicht frei rotiert werden
Kuren / Reha / Therapie	lange Ausfallzeiten, selten Ersatz möglich

→ Ohne strategische Planung und Transparenz im Team entsteht Unmut:

- „Wieso muss ich alles abdecken?"
- „Warum bekommen manche so viele Freiwünsche?"
- „Ist das noch fair?"

---

6. Was man tun kann – auch ohne mehr Personal

Maßnahme	Wirkung
Mitarbeitende klassifizieren (ohne zu werten)	Überblick über tatsächliche Einsatzfähigkeit
Einarbeitungskapazität festlegen	nicht mehr als 1–2 neue gleichzeitig pro Team
Planungsgruppen einführen	Fairness durch Transparenz (Wunschdienste, Blockdienste)
Kommunikationszeiten reservieren	Raum für Ausgleich, Rückmeldung, Anpassung

Maßnahme	Wirkung
Pausenvertretung fest einplanen	Entlastung und Schutz – für alle

Ein realistischer Dienstplan rechnet mit Menschen, nicht nur mit Zahlen.

---

7. Beispiel: Anpassung der Dienstplanung auf 10 reale VK

Ein Team mit 12 VK in der Planung hat:

- 2 in Einarbeitung
- 1 mit Einschränkungen (Heben, Laufen)
- 1 mit Wunsch auf feste Frühdienste

Maßnahmen:

- Umrechnung auf **10 reale Vollkräfte**
- zusätzliche Anleiterfreistellung von 15 %
- Einarbeitungszeit nicht im Springerpool einplanen
- Erhebung der Wunschdienste vorab
- Teammeeting zur Lagebesprechung alle 6 Wochen

Ergebnis: realistischere Planung, weniger Frust, größere Zufriedenheit – trotz Einschränkungen.

Fazit

Der Faktor Mensch ist kein Sonderfall – er ist die Regel. Wer Personal plant, muss Lebensrealität, Körper, Psyche, Wünsche und Grenzen **mitdenken**. Denn gute Pflege entsteht dort, wo **Planung nicht gegen Menschen**, sondern **für Menschen funktioniert.**

Die besten Dienstpläne sind nicht die vollsten – sondern die ehrlichsten.

Kapitel 4

„Flexibilität als Schlüssel: Pool-Modelle, bereichsübergreifender Einsatz und neue Rollen"

Die klassische Vorstellung von Personaleinsatz im Krankenhaus: Jede Pflegekraft gehört fest zu einer Station, kennt ihre Schichtzeiten und ihr Team – und bleibt im gewohnten Setting. Doch diese Struktur bröckelt. Personalengpässe, hohe Ausfallquoten, kurzfristige Belastungsspitzen und zunehmende Teilzeitanteile führen dazu, dass **starre Systeme an ihre Grenzen stoßen.**

Kliniken, die zukunftsfähig bleiben wollen, denken Pflege nicht mehr ausschließlich in Stationen, sondern in **flexiblen Versorgungseinheiten.** Dieses Kapitel zeigt, wie **Pool-Modelle, Bereichspflege und Rollenvielfalt** zu nachhaltigerem Personaleinsatz führen können – wenn sie strategisch eingeführt werden.

1. Pflegepool – Personalsteuerung mit Spielraum

Ein Pflegepool besteht aus Mitarbeitenden, die **nicht fest auf einer Station** eingesetzt sind, sondern flexibel **nach Bedarf** arbeiten. Es gibt verschiedene Modelle:

Poolmodell	Beschreibung
Hausweiter Pool	Pflegekräfte unterstützen alle Stationen je nach Auslastung
Fachbereichs-Pool	z. B. Innerer Medizin, OP, Chirurgie – auf 2–3 Stationen beschränkt
Freiwilligen-Pool	Pflegekräfte melden sich für Wunschdienste (z. B. Wochenenden)
Notfall-Pool	z. B. als Springer bei kurzfristigen Krankmeldungen

Vorteile für die Klinik:

- Flexibler Einsatz bei Ausfällen
- Dienstplanstabilität für Stammteams
- Belastungsausgleich

Vorteile für Mitarbeitende:

- Abwechslung, Lernen verschiedener Bereiche
- Mitspracherecht bei Diensten und Einsatzfeldern
- Möglichkeit für spezielle Zeitmodelle (z. B. 3-Tage-Woche)

Anforderungen:

- Gute Einarbeitung in mehrere Bereiche
- Digitale Steuerung und Echtzeitübersicht
- Transparentes, faires Anforderungsmanagement

Ein gut gemanagter Pflegepool kann **2–3 feste VK pro Station einsparen**, da Lücken flexibel abgedeckt werden.

---

2. Bereichspflege – Cluster statt Einzelstation

In diesem Modell werden mehrere Stationen zu einem **Pflegebereich** zusammengefasst (z. B. „Innere Medizin" mit 3 Stationen und 90 Betten). Das Team arbeitet in **rotierenden Einsätzen**, z. B.:

- Woche 1: Station A
- Woche 2: Station B
- Woche 3: nach Bedarf

Führung liegt bei einem **Bereichsmanager Pflege**, die Stationsleitungen werden entlastet und inhaltlich stärker auf Steuerung, Organisation und Mitarbeiterbindung fokussiert.

Vorteile:

- Stärkere Teamdurchmischung
- Bessere Nutzung von Teilzeitkräften
- Vertretungsfähigkeit innerhalb des Clusters
- Synergien bei Fortbildung, Qualitätsentwicklung, Materialwirtschaft

---

3. Neue Rollen für neue Anforderungen

Pflegekräfte übernehmen heute viele Aufgaben, die **nicht zwingend Fachkraftniveau** erfordern. Die Einführung neuer Rollen entlastet und ermöglicht Fokus auf das Wesentliche.

Neue Rolle	Aufgabe
Pflegeassistenz	Grundpflege, Mobilisation, Dokumentation
Versorgungsassistenz	Materiallogistik, Medikamentenverteilung, Gerätepflege
Dokumentationsassistent:in	Pflegeplanung, QM-Erhebung, Statistik
Praxisanleiter:in mit Budget	Ausbildungsbetreuung, Lernbegleitung
Stationsmanager:in	Dienstpläne, Meetings, Kommunikation, Dienstkoordination

Diese Rollen können je nach Qualifikation tariflich oder intern geregelt werden. Viele Häuser finanzieren sie aus Ausbildungsbudgets, Qualitätsmitteln oder Innovationsfonds.

---

4. Steuerung braucht digitale Unterstützung

Flexible Systeme brauchen smarte Tools:

- Echtzeit-Personaleinsatzplanung (z. B. SP-Expert, Vivendi, Planerio)
- Qualifikationsbasiertes Matching (z. B. wer darf wo was?)
- Diensttauschplattformen
- Rückmeldemechanismen zu Einsatzzufriedenheit

Ohne Technik wird Flexibilität zur Überforderung – **mit Technik** wird sie planbar.

---

5. Risiken und Gelingensbedingungen

Was schiefgehen kann:

- Poolkräfte werden als „Springer zweiter Klasse" behandelt
- Unklare Regeln, willkürliche Einsätze
- Mangelnde Einarbeitung
- Keine Mitbestimmung → Demotivation

Erfolgsfaktoren:

- Klare Kommunikation über Einsatzorte und -zeiten
- Gleichbehandlung von Pool- und Stammkräften
- Transparente Regelung für Belastungsverteilung
- Anerkennung, Feedback und Rückkopplung

---

6. Beispiel: Fachpflegepool „Innere Medizin"

Ein Krankenhaus organisiert 3 Stationen mit insgesamt 90 Betten und einem Grundbedarf von 39 VK. Durch einen Fachpflegepool mit 6 VK kann man:

- bis zu 20 % Ausfälle flexibel abfangen
- Urlaubszeiten planbarer gestalten
- Krankheitsvertretungen ohne Zusatzdienste organisieren

Ergebnis: Bessere Stimmung in den Stammteams, weniger kurzfristige Änderungen, mehr Planbarkeit.

Fazit

Flexibilität ist kein Selbstzweck, sondern eine Antwort auf sich wandelnde Arbeits- und Versorgungslagen. Wer Pflege personalstrategisch denkt, kommt an **bereichsübergreifendem Einsatz** und **neuen Rollenbildern** nicht vorbei – **aber nur mit Struktur, Kommunikation und Anerkennung.**

Pflege muss beweglich bleiben – aber nicht beliebig.

Kapitel 5

„Digitale Steuerung statt Dienstplan-Zettel: Intelligente Systeme als Zukunft des Personaleinsatzes"

Dienstplanung im Krankenhaus war lange Zeit ein manuelles Handwerk: Magnettafeln, Papierlisten, farbige Textmarker und kurzfristige Notizen in der Kitteltasche. Doch mit der gestiegenen Komplexität von Teilzeitmodellen, Personalengpässen, Fachkraftbindung und gesetzlichen Vorgaben wird immer deutlicher: **Moderne Dienstplanung braucht mehr als Zettel und Bauchgefühl.**

Digitale Dienstplanungstools, intelligente Algorithmen und personalstrategische Dashboards sind längst mehr als Zukunftsmusik. Sie sind **Voraussetzung für Steuerbarkeit** – und für Gerechtigkeit im Team. Dieses Kapitel zeigt, was moderne Systeme leisten können, wo ihre Grenzen liegen – und wie sie die Pflegewelt verändern.

1. Warum klassische Planung an ihre Grenzen stößt

Früher reichten drei Elemente:

- Dienstplan (meist in Excel)
- Wunschliste für Urlaube
- Korrektur bei kurzfristigem Ausfall

Heute sind die Herausforderungen ungleich größer:

- bis zu 40 % Teilzeitquote
- verschiedene Arbeitszeitmodelle
- gesetzliche Mindestbesetzungen (PpUGV)
- vertragliche Stundenkontingente
- Wunschdienste, Fairness und Teamklima

→ Ohne digitale Unterstützung führt das zu **Ungleichverteilung, Fehlern und Frust**.

---

2. Was moderne Systeme leisten können

Aktuelle Tools (z. B. SP-Expert, Vivendi PD, Planerio, Dienstplanmacher, Atoss) ermöglichen:

Funktion	Nutzen
Automatische Dienstvorschläge	Spart Zeit, berücksichtigt Regeln
Verfügbarkeitsabfrage (digital)	Bessere Einbindung der Mitarbeitenden
Live-Auswertung von Besetzungen	Frühwarnsystem bei Engpässen

Funktion	Nutzen
Skill-/Grade-Matching	Wer darf was, wer kann was – gezielt einsetzen
Tauschbörsen und Wunschdienstintegration	Höhere Mitarbeiterzufriedenheit
Regelprüfung (z. B. AZG, TVöD, PpUGV)	Rechtskonformität, automatische Warnungen
Belastungsvisualisierung	„Wer hat wie oft Spät-/Nacht-/Wochenenddienste?"
Echtzeit-Ausfallmanagement	Ersatzkräfte direkt per App benachrichtigen

3. Dienstplanung wird zur Steuerung

Früher:
Dienstplan = Ausdruck von Verfügbarkeit

Heute:
Dienstplan = **steuerungsrelevante Entscheidungsgrundlage**

Moderne Systeme ermöglichen:

- **Prognosebasierte Personalplanung** (z. B. bei Entlasswellen, saisonalen Peaks)
- **Leistungsbezogene Personalsteuerung** (z. B. anhand PPR 2.0 / Pflegegrade)
- **Integration mit Zeiterfassung, Qualitätsdaten und Pflegecontrolling**

Der Dienstplan wird zur **Führungszentrale** – vorausgesetzt, man kann ihn lesen und interpretieren.

4. Anforderungen an die Einführung

Technisch:

- Schnittstellen zu Lohnbuchhaltung, Personalsoftware, Controlling
- Datenschutz, Benutzerrollen, Cloud- oder On-Premise-Lösungen

Organisatorisch:

- Schulung der Planenden (nicht nur Leitung!)
- Klare Prozesse bei Änderungen und Ausfällen
- Feedbacksystem für Nutzerinnen und Nutzer

Kulturell:

- Transparenz und Fairness erhöhen Vertrauen
- Beteiligung bei Wünschen und Tauschprozessen stärkt Akzeptanz
- Mut zur Umstellung – keine halben Lösungen

---

5. Stolpersteine und Grenzen

- **Fehlende Pflege von Stammdaten** → falsche Vorschläge, z. B. bei Qualifikationen
- **Intransparente Regeln** → subjektives Empfinden von Ungleichheit
- **Technik ohne Haltung** → kalte Planung ohne Menschlichkeit
- **Falsche Ziele** → nur auf Effizienz fokussiert statt auch auf Teamstabilität

$\rightarrow$ Systeme können unterstützen – **aber keine Verantwortung abnehmen.**

---

6. Beispiel aus der Praxis: Einführung in einem Haus mit 250 Pflegekräften

Ausgangslage:

- 15 Stationen, 250 Mitarbeitende, 40 % Teilzeit
- Dienstplanung bisher über Excel, hohe Unzufriedenheit
- Ziel: Digitalisierung, Entlastung der Leitungen, Transparenz

Einführungsschritte:

1. Auswahl eines Systems mit Anbindung an vorhandene HR-Software
2. Schulung aller Leitungen und Multiplikatoren
3. Einrichtung von Fairnessindikatoren im Plan (z. B. Wochenendbelastung)
4. Rückkopplung mit Betriebsrat
5. Pilotphase mit 3 Stationen – dann Roll-out

Ergebnisse nach 6 Monaten:

- 23 % weniger kurzfristige Ausfälle durch bessere Verteilung
- 18 % höhere Zufriedenheit in interner MA-Befragung
- Weniger Konflikte bei Urlaub und Tausch

---

7. Fazit

Digitale Dienstplanung ist nicht „technischer Luxus", sondern **personelle Notwendigkeit**. Sie macht Pflege planbarer, fairer und transparenter – wenn sie konsequent umgesetzt wird.

Pflege ist zu wertvoll, um sie mit veralteten Planungstools zu steuern.

Kapitel 6

„Führung in Zeiten des Personalmangels – Zwischen Machbarkeit und Menschlichkeit"

Führung im Gesundheitswesen war nie leicht – doch in den letzten Jahren hat sich die Ausgangslage drastisch verändert. Die Pandemie, der Fachkräftemangel, steigende Teilzeitquoten, gesellschaftlicher Wertewandel und wachsende Erwartungen an Vereinbarkeit führen dazu, dass Führungskräfte in der Pflege heute in einem **permanenten Spannungsfeld** agieren: zwischen Systemanforderungen, Mitarbeiterschutz, Versorgungsdruck und Eigenbelastung.

Dieses Kapitel beleuchtet, wie Führung unter diesen Bedingungen trotzdem wirksam, unterstützend und gesundheitsfördernd bleiben kann – für andere und für sich selbst.

1. Die neue Realität der Pflegeführung

Früher: Planung, Organisation, Qualitätssicherung, Mitarbeitergespräche
Heute:

- Tägliches Krisenmanagement (Wer ist da? Wer fällt aus?)
- Permanente Priorisierungsentscheidungen (Was lassen wir heute weg?)
- Psycho-emotionale Entlastung des Teams (Motivation, Moderation, Trost)
- Gleichzeitige Erwartung von Innovation, Steuerung, Digitalisierung

Führungskräfte erleben oft **maximale Verantwortung bei minimaler Steuerbarkeit.**

---

2. Belastungsfaktoren – was zermürbt Führungskräfte?

Belastung	Auswirkung
Personalausfälle und Unterdeckung	Schuldgefühle, weil „nicht genug für alle da"
Spontane Planänderungen	Kontrollverlust, Konflikte im Team
Doppelrolle (Führung + Mitpflege)	Rollenkonflikte, Burn-out-Risiko
Isolation in Entscheidungssituationen	Einsamkeit, Erschöpfung
Permanente Verfügbarkeit	Verschwimmen von Arbeits- und Privatleben

3. Was Führungskräfte heute brauchen

Führung unter Personalnot braucht:

- **Klarheit**: Was ist meine Verantwortung, was nicht?
- **Priorisierungsfähigkeit**: Was ist heute „gut genug"?
- **Grenzsetzung**: Für andere – und für mich selbst
- **Mitarbeiterzentrierung**: Ohne Fürsorge keine Führung
- **Systemreflexion**: Ich bin Teil des Systems – aber nicht seine Lösung allein

---

4. Führungsinstrumente unter Druck

1. Tägliche Mini-Reflexionen im Team

- „Was ist heute unser gemeinsames Ziel?"
- „Was schaffen wir heute realistisch – und was nicht?"

2. Situationsleitung statt Hierarchieführung

- Aufgaben temporär delegieren
- Teamverantwortung fördern: „Wer kann heute was schultern?"

3. Lobkultur etablieren

- Wertschätzung wirkt auch unter Druck
- Auch kleine Fortschritte oder Teamgesten betonen

4. Persönliche Relevanz prüfen

- Warum bin ich Führungskraft geworden?

- Was ist mein Führungsstil – unter Idealbedingungen, unter Druck?

---

5. Führung ist auch Selbstschutz

Führungskräfte dürfen und müssen sich **emotional schützen**, z. B. durch:

- Supervision oder Coaching
- Eigene Pausenplanung priorisieren
- Zeitfenster für strategische Arbeit reservieren
- Klare Kommunikation nach oben („Das ist mit dieser Besetzung nicht leistbar")
- **Nein sagen**, ohne Rechtfertigungszwang

Eine Führungskraft, die sich selbst verliert, kann kein Team halten.

---

6. Systemischer Blick: Was Organisationen tun müssen

Einzelne Führungskräfte können keine strukturellen Mängel ausgleichen. Organisationen müssen:

- **Führungszeit einplanen**, nicht mitpflegen lassen
- **Unterstützungssysteme bereitstellen** (Springer, QM, Planung)
- **Entscheidungsspielräume schaffen**, statt Kontrolle von oben
- **Mitarbeiterbindung honorieren**, nicht nur Neugewinnung feiern

- **Führung als Beruf verstehen** – mit Einarbeitung, Karrierepfad, Schutz

---

7. Beispiel: Stationsleitung im Krisenmodus

Ein reales Beispiel: Eine Stationsleitung einer Inneren Medizin mit 24 Betten, 18 Mitarbeitenden, davon 8 in Teilzeit. Durchschnittlicher Krankenstand: 3–5 Personen/Woche. Die Leitung:

- plant täglich neu
- begleitet gleichzeitig Auszubildende
- übernimmt pflegerische Kernaufgaben
- moderiert Teamkonflikte

Nach einem Coachingprozess werden eingeführt:

- klar definierte Ansprechzeiten
- ein „Notfallfahrplan" für Besetzung <70 %
- Teamabsprachen für Selbststeuerung
- ein monatliches Feedbackformat

Ergebnis nach 4 Monaten:

- weniger kurzfristige Ausfälle
- höhere Identifikation im Team
- bessere Selbststeuerung der Mitarbeitenden

Fazit

Führung unter Personalnot ist keine Frage von Heroismus, sondern von Haltung, Klarheit und Selbstführung. Wer in solchen Zeiten führt, braucht Verbündete – in der Leitung, im Team, im System.

Führung ist kein Titel, sondern ein Prozess – gerade, wenn alles ins Wanken gerät.

Kapitel 7

„Work-Life-Balance im Schichtsystem – Wunsch, Wirklichkeit, Wandel"

Der Begriff *Work-Life-Balance* wirkt fast paradox im Kontext eines Krankenhauses, das 365 Tage im Jahr rund um die Uhr funktioniert. Besonders in der Pflege, die in Schichtsystemen arbeitet, scheint die Vorstellung von „Balance" oft wie ein unerreichbarer Idealzustand. Und doch: Wer heute Pflegepersonal langfristig binden will, muss genau hier ansetzen – an der Frage, **wie Arbeit und Leben im Krankenhausalltag miteinander vereinbar gemacht werden können.**

---

1. Was bedeutet Work-Life-Balance in der Pflege?

Work-Life-Balance bedeutet **nicht**:

- weniger arbeiten wollen
- sich der Verantwortung entziehen
- den Beruf entwerten

Sondern es bedeutet:

- planbar leben können
- Regeneration ermöglichen
- Lebensphasen berücksichtigen
- sich auch außerhalb der Arbeit als Mensch erleben zu dürfen

Pflege ist ein sozialer, anspruchsvoller Beruf. Um ihn dauerhaft auszuüben, muss das System Rücksicht nehmen – auf Körper, Psyche, Biografie.

---

2. Das Problem mit dem Schichtsystem

Typische Belastungsfaktoren:

- **Wechsel zwischen Früh-/Spät-/Nachtdienst** innerhalb weniger Tage
- **Dienst an Wochenenden und Feiertagen**
- **Schlafmangel und zirkadiane Rhythmusstörung**
- **Eingeschränkte Planbarkeit** sozialer und familiärer Verpflichtungen
- **Fehlende Erholungsphasen** (z. B. zu kurze Ruhezeiten, fehlende freie Wochenenden)

Beispielrechnung Nachtschichtfolge:

- 3 Nächte à 8,5 Std = 25,5 Std
-
  - 2 Spätdienste in derselben Woche = +17 Std
- Gesamtarbeitszeit: 42,5 Std → Erlaubt, aber **physiologisch hochbelastend**

3. Mitarbeitendenwünsche sind eindeutig

In Befragungen (z. B. Pflegekammer Niedersachsen, ver.di, DAK 2022) äußern Pflegekräfte regelmäßig den Wunsch nach:

- **mehr Planbarkeit** (mindestens 4 Wochen im Voraus)
- **freiem Wochenende pro Monat als Minimum**
- **stabilen Dienstmodellen** (z. B. feste Frühdienste für Eltern)
- **Wahlmöglichkeiten** (Teilzeit, geteilte Dienste, Wunschschichten)
- **zeitlichen Pufferzonen** zwischen Schichten

→ Wunsch nach Individualisierung und Selbstbestimmung – bei gleichzeitiger Teamorientierung

---

4. Was Kliniken realistisch anbieten können

Maßnahme	Wirkung
Wunschdienstplanung (z. B. 2/Monat)	Erhöht Identifikation, reduziert Frust
Diensttauschbörsen digitalisieren	Spontane Flexibilität bei gleichzeitiger Transparenz
Feste Dienstmodelle einführen	z. B. Dauernachtwachen, reine Frühdienste für Eltern
Lebensphasenmodelle	z. B. familienfreundliche Dienste in der Elternzeit
Selbstorganisierte Dienstgruppen	Teams übernehmen Dienstplanung im Konsens

Maßnahme	Wirkung
Zeitkonten & Jahresarbeitszeitmodelle	Mehr Flexibilität im Jahresverlauf

5. Grenzen und Kompromisse – Balance bedeutet auch Teamarbeit

Work-Life-Balance ist nicht rein individuell lösbar – sie funktioniert nur im **solidarischen Miteinander**:

- **Teilzeit ist sinnvoll**, aber nur, wenn gleichwertig integriert
- **Wunschfrei muss fair verteilt** werden (z. B. nach Systempunkten)
- **Absprachen brauchen Verbindlichkeit**, um nicht zur Ungleichheit zu führen

Work-Life-Balance ist kein Luxus – sondern ein Gemeinschaftsprojekt. Ohne Verlässlichkeit kein Vertrauen.

6. Beispiel: Teammodell mit freiwilliger Selbstorganisation

Ein Krankenhaus gibt einem Pflegeteam (18 Mitarbeitende) die Möglichkeit, **Dienstplanung im 6-Wochen-Takt selbst zu gestalten** – unter folgenden Regeln:

- Jeder trägt zwei Wunschdienste ein
- Jeder deckt mindestens zwei Wochenenden ab
- Krankheitsvertretung regelt das Team selbst
- Leitung prüft nur auf PpUGV-Konformität

Ergebnis nach 6 Monaten:

- weniger kurzfristige Tauschbedarfe
- höheres Verantwortungsgefühl
- deutlich positiveres Feedback im Team

---

7. Work-Life-Balance als strategische Aufgabe

Was heute oft als individuelles Glück gilt, muss strategisch gedacht werden:

- in der **Personalentwicklung**
- in der **Pflegeorganisation**
- in der **Unternehmenskultur**

Langfristige Effekte bei guter Balance:

- geringere Krankheitsquote
- höhere Bindung ans Haus
- gesteigerte Teamstabilität
- besseres Arbeitgeberimage

Fazit

Work-Life-Balance im Schichtsystem ist kein Widerspruch – sondern eine Frage des Willens und der Gestaltung. Wer Pflege langfristig sichern will, muss sie planbar machen – nicht nur auf dem Papier, sondern im echten Leben.

Wer in der Pflege bleibt, will nicht weniger leisten – sondern auch leben.

Kapitel 8

„Pflege in politischer Verantwortung – Warum Personalmangel kein Betriebsunfall ist"

Pflegenotstand, Fachkräftemangel, hohe Belastung und unbesetzte Stellen – diese Begriffe bestimmen seit Jahren die öffentliche Diskussion über das Gesundheitswesen. Doch was häufig fehlt, ist eine klare Benennung der strukturellen Ursachen. Der Mangel an Pflegepersonal ist **kein Zufall und keine Naturkatastrophe**. Er ist das Ergebnis **jahrzehntelanger politischer Steuerung**, Fehlinvestitionen und Prioritätensetzung zu Lasten des Pflegesektors.

In diesem Kapitel geht es nicht um Schuldzuweisungen, sondern um die zentrale Frage: **Welche Verantwortung trägt die Politik – und wie kann Pflege politisch mitgestalten, statt nur verwaltet zu werden?**

---

1. Systematisch unterfinanziert – ein Rückblick mit Folgen

Seit den 1990er-Jahren wurde das Gesundheitssystem in Deutschland Schritt für Schritt wirtschaftlich ausgerichtet. Mit der Einführung des DRG-Systems (Diagnosis Related Groups) im Jahr 2003 wurde die stationäre Versorgung zu einem leistungsbezogenen Abrechnungssystem – **Pflege aber blieb außen vor**.

Konsequenz:

- Pflege wurde zum „Kostenfaktor ohne Erlösbezug"
- Pflegepersonal wurde abgebaut, um Kosten zu senken
- Fachliche Standards blieben erhalten – aber mit weniger Menschen
- Dokumentationsdruck stieg, Ressourcen sanken

Zwischen 1995 und 2015 stieg die Zahl der stationären Behandlungen um über 20 %, die Zahl der Pflegestellen jedoch **sank** zeitweise – politisch toleriert.

---

2. Gesetze, die nichts verändern – oder neue Probleme schaffen

In den letzten Jahren wurden zahlreiche Gesetze mit pflegepolitischer Relevanz verabschiedet – viele davon gut gemeint, aber ohne echte Wirkung:

Gesetz	Ziel	Kritikpunkt
Pflegepersonal-Stärkungsgesetz (2019)	mehr Stellen schaffen	Finanzierung gesichert – aber kein Personal verfügbar
PpUGV (Pflegepersonaluntergrenzen)	Mindestbesetzungen regeln	starre Zahlen, Fokus auf Betten statt Pflegebedarf
Generalistikgesetz (2017)	einheitliche Pflegeausbildung	unzureichend begleitet, Überforderung

Gesetz	Ziel	Kritikpunkt
		der Praxisanleitung
Pflegebonusgesetz	Bonuszahlung als Anerkennung	Einmalmaßnahme, ohne langfristige Wirkung

Politische Pflegepolitik bleibt oft **reaktiv, aktionistisch und befristet** – statt strukturell, strategisch und partizipativ.

---

3. Pflege als „Mitgemeinte" – nie als Gestalterin

Trotz Millionen Berufstätiger ist Pflege auf Bundes- und Landesebene **strukturell unterrepräsentiert**:

- Kein Stimmrecht im Gemeinsamen Bundesausschuss (G-BA)
- Geringe Beteiligung an Gesundheitsgipfeln
- Pflegekammern nur in wenigen Bundesländern – teils umstritten
- Strategien zur Fachkräftesicherung meist ohne Pflegeleitung entwickelt

Frage: Wie kann ein System nachhaltig gestaltet werden, wenn ein ganzer Berufsstand **nicht mitentscheiden darf**, obwohl er 60–70 % der Versorgung leistet?

---

4. Pflege hat politische Wirkung – wenn sie sich vernetzt

Pflege kann und muss ihre Stimme erheben – in folgenden Formaten:

- **Pflegekammern** mit echter Mandatsmacht und Budget
- **Pflegebeiräte auf Landes- und Bundesebene**
- **Netzwerke mit anderen Berufsgruppen**, z. B. Ärzteschaft, Sozialdienste
- **Pflegewissenschaftliche Institute**, die Politikberatung übernehmen
- **Engagement in Gewerkschaften, Verbänden und Pflegeinitiativen**

Pflege ist politisch – ob sie will oder nicht. Die Frage ist nur: **Wer spricht für uns – oder tun wir es selbst?**

---

5. Gesellschaftliche Wahrnehmung: Pflege als „immer da"?

Ein weiteres Problem: Pflege ist gesellschaftlich oft sichtbar – aber nicht greifbar. Man sieht Pflege in Serien, auf Protestplakaten, auf Bildern aus Kliniken. Doch:

- Kaum jemand kennt den Berufsalltag
- Wenige verstehen die Qualifikationen
- Noch weniger erkennen die Verantwortung hinter Pflegehandlungen

Hier liegt eine **politische Aufgabe der Aufklärung**: Pflege ist kein Zuarbeiter, sondern ein **autonomer Heilberuf**, der

Entscheidungen trifft, Risiken managt und mitverantwortlich ist für Outcomes.

6. Forderung: Pflege braucht politische Strukturverankerung

Damit Pflege nicht länger „verwaltet", sondern **gestaltet** wird, braucht es strukturelle Veränderungen:

- Verbindliche **Pflegepersonalbemessungsgesetze**
- Einbindung von Pflegenden in **Leitungsgremien**
- Stärkung von **Advanced Practice Roles** (APN, Pflegeexpert:innen)
- Öffnung von **Pflegeforschung für Förderprogramme**
- Aufbau eines **pflegepolitischen Beirats** beim Bundesgesundheitsministerium

7. Beispiel: Kanada und die Niederlande

In beiden Ländern wurde Pflege **strategisch eingebunden**:

- APN-Rollen mit klaren Kompetenzen (inkl. Medikation)
- Politisch legitimierte Pflegeverbände
- Hochschuloffensive mit Versorgungsfokus
- Pflegeleitlinien mit gesetzlicher Bindung

Ergebnis: Höhere Versorgungsqualität, größere Berufszufriedenheit, bessere Bindung – und deutlich weniger Personalnot.

Fazit

Pflegepersonal fehlt nicht, weil Menschen Pflege nicht können oder wollen – sondern weil Rahmenbedingungen fehlen, die bleiben lassen. Wer Pflege sichern will, muss sie politisch stärken – strukturell, rechtlich, finanziell und kommunikativ.

Pflege ist nicht das Problem – sie ist ein Teil der Lösung. Aber nur, wenn man sie auch fragt.

Kapitel 9

„Ausbildung im Ausnahmezustand: Lernen unter Druck – Lehren ohne Zeit"

Die Ausbildung von Pflegekräften ist das Rückgrat einer sicheren Versorgung der Zukunft. Mit der Einführung der generalistischen Pflegeausbildung wurde ein anspruchsvoller Weg eingeschlagen: Pflege soll ganzheitlich, breit aufgestellt, kompetenzorientiert und professionsübergreifend ausgebildet werden. Was auf dem Papier modern und zukunftsfähig klingt, stößt in der Realität vieler Kliniken an harte Grenzen.

Denn der Ausbildung begegnet man in einem System, das **permanent überlastet** ist, in dem **Zeit fehlt**, Strukturen wanken und **Anleitung zur Zusatzaufgabe** wird. Dieses Kapitel beleuchtet die Schieflage zwischen Anspruch und Wirklichkeit – und zeigt, wie Ausbildung auch unter Druck gelingen kann.

1. Der Anspruch der generalistischen Ausbildung

Mit dem Pflegeberufegesetz von 2020 wurde die Ausbildung neu aufgestellt:

- Gemeinsamer Ausbildungsgang für Alten-, Gesundheits-, Kinderkrankenpflege
- Abschluss: Pflegefachfrau/Pflegefachmann
- Kompetenzorientierte Lernziele: Handlungssicherheit, Kommunikation, Reflexion
- Stärkere Verzahnung von Theorie und Praxis
- 2.500 Stunden Praxis, 2.100 Stunden Theorie

Der Anspruch ist hoch – die Umsetzung verlangt:

- strukturiertes Praxiskonzept
- qualifizierte Praxisanleiter:innen
- definierte Anleitungssituationen
- Lernzielrückmeldungen, Prüfungen, Dokumentationen

Ausbildung ist keine Mitlaufzeit – sondern ein didaktischer Prozess.

---

2. Die Realität in vielen Häusern

Realität	Auswirkung auf Lernprozess
Dauerhafter Personalmangel	Keine Zeit für strukturierte Anleitung
Hoher Anteil an Teilzeitkräften	Fehlende Betreuungskontinuität
Stationsleitungen ohne Entlastung	Kein Raum für Ausbildungskonzept

Realität	Auswirkung auf Lernprozess
Anleiter:innen ohne Freistellung	Anleitung wird improvisiert oder fällt aus
Ständige Dienstplanänderungen	Geplante Lernsituationen entfallen
Belastetes Team	Azubis als „helfende Hände", nicht als Lernende

Viele Auszubildende erleben:

- Frustration, Rückzug, Überforderung
- Mangelndes Feedback
- Angst vor Prüfungen
- Identitätsunsicherheit: „Werde ich gebraucht – oder bin ich im Weg?"

---

3. Praxisanleitung: Rolle mit Konfliktpotenzial

Praxisanleiter:innen sind in der Regel Fachkräfte mit Zusatzqualifikation. Ihre Aufgaben:

- Planung und Durchführung von Anleitungssituationen
- Reflexionsgespräche
- Beurteilung und Dokumentation
- Schnittstelle zur Pflegeschule

Problem: Die Anleitung geschieht oft zusätzlich zum vollen Schichtdienst.

Beispielrechnung:

- 2 Auszubildende × Ø 8 Anleitungstage/Monat = 16 Tage

- Bei 1 Std/Tag Anleitung: 16 Std/Monat = 192 Std/Jahr
- Ohne Freistellung → 12 komplette Schichten im Jahr „ungedeckt"

Anleitung ist ein Fachauftrag – kein Ehrenamt. Ohne Zeit kein Lernen.

---

4. Wenn Ausbildung zur Belastung wird

Pflegekräfte in der Praxis berichten:

- „Ich kann nicht anleiten, wenn ich nicht weiß, wie ich den Frühdienst schaffe."
- „Ich bin selbst überfordert – wie soll ich dann etwas beibringen?"
- „Wir haben keinen Raum für Feedbackgespräche."
- „Manchmal vergesse ich, dass ich überhaupt einen Schüler habe."

Diese Aussagen zeigen: Die Überlastung führt zu einer Ausbildungskultur, die aus Not heraus funktioniert – **nicht aus didaktischer Absicht.**

---

5. Ausbildungsabbrüche – ein Alarmzeichen

Die Abbruchquote in der Pflegeausbildung liegt regional bei bis zu 30 %. Ursachen:

- mangelnde Begleitung
- strukturelle Überforderung
- fehlende Identifikation mit dem Beruf

- schlechte Teamintegration
- keine Rollenvorbilder

Wer in der Ausbildung nicht erlebt, dass Pflege sinnvoll, kollegial und machbar ist, **verlässt den Beruf, bevor er begonnen hat.**

---

6. Was müsste sich verändern?

Maßnahme	Wirkung
Freistellung der Praxisanleitung (mind. 10 %)	Anleitung wird planbar und professionell
Schutzräume für Reflexion und Feedback	Azubis lernen aus Erfahrung, nicht nur aus Fehlern
Integration ins Team mit klaren Lernzielen	Vermeidung von „Mitarbeiten statt Lernen"
Didaktische Schulung aller Mitarbeitenden	Lernförderliches Klima auf Station
Digitale Tools zur Lernzielverfolgung	Transparenz für Azubi, Anleiter und Schule
Rotationskonzepte mit Planbarkeit	Gleichgewicht zwischen Theorie und Praxis

---

7. Beispiel: Ausbildungsfreundliche Station

Eine Station mit 20 Betten, 15 Pflegekräften, 3 Praxisanleiter:innen. Maßnahmen:

- Praxisanleiter:innen haben 8 % Freistellung
- Azubis werden zu festen Zeiten eingeplant
- Einbindung in Visiten, Pflegeplanung, Dokumentation

- Monatliche Feedbackrunden mit Stationsleitung
- Evaluation der Anleitung im Team

Ergebnis:

- Höhere Bindungsrate der Azubis ans Haus
- Bessere Prüfungsergebnisse
- Höhere Zufriedenheit der Anleiter:innen
- Weniger Belastung der Gesamtbelegschaft

Fazit

Pflegeausbildung kann nicht „mitlaufen", wenn das System gleichzeitig überfordert ist. Wenn wir Zukunft sichern wollen, müssen wir **aus Bildung einen Versorgungsauftrag machen** – mit Zeit, Struktur, Haltung und Qualität.

Wer ausbildet, gestaltet die Zukunft – oder riskiert, dass niemand bleibt.

Kapitel 10

„Pflegekräfte binden, nicht verlieren – Retention statt Rekrutierung"

„Wir brauchen mehr Pflegekräfte!" – ein Ruf, der allgegenwärtig ist. Doch was häufig übersehen wird: **Viele verlassen den Beruf – oder ihre Einrichtung – nicht, weil sie es müssen, sondern weil sie es nicht mehr wollen.**
In einem überlasteten System, das auf Überstunden, Zusatzschichten und Dauerkompromisse gebaut ist, stellt sich

eine entscheidende Frage: **Wie schaffen wir es, Mitarbeitende zu halten – und nicht ständig neue zu suchen?**

Dieses Kapitel geht der Frage nach, was Bindung wirklich bedeutet, warum viele Maßnahmen nur oberflächlich wirken – und welche Strukturen langfristig Mitarbeitende überzeugen.

---

1. Der Mythos vom „Pflegemangel"

Der Begriff „Pflegenotstand" suggeriert einen absoluten Mangel – als gäbe es nicht genug Menschen, die pflegen können oder wollen. Die Realität ist differenzierter:

- In Deutschland sind laut Bundesagentur für Arbeit über 500.000 Menschen mit Pflegeausbildung **nicht mehr im Beruf tätig**
- Der Hauptgrund für den Ausstieg: **Arbeitsbedingungen – nicht fehlende Berufung**
- Viele Teilzeitkräfte **würden aufstocken**, wenn die Rahmenbedingungen stimmten

Es fehlt nicht an Pflegekräften – es fehlt an einem **System, das Pflegekräfte hält.**

---

2. Warum Pflegekräfte gehen

Die häufigsten Kündigungsgründe (laut DAK-Gesundheitsreport 2023, ver.di-Umfragen, Berufsverbandsstudien):

Grund	Auswirkung
Dauerhafte Überlastung	Erschöpfung, Rückzug, innerliche Kündigung
Keine Beteiligung an Entscheidungen	Frustration, Gefühl von Austauschbarkeit
Mangelnde Entwicklungsperspektive	Stillstand, Desorientierung
Schlechte Vereinbarkeit	Familienkonflikte, reduzierte Lebensqualität
Fehlende Wertschätzung	Demotivation, Rückzug aus aktiver Mitarbeit

3. Was Bindung wirklich bedeutet

Bindung ist nicht nur das Ergebnis von Zufriedenheit. Bindung entsteht durch:

- **Identifikation** mit dem Team und der Aufgabe
- **Verlässlichkeit** in der Dienstplanung
- **Beteiligung** an Veränderungen
- **Sichtbare Anerkennung** – nicht nur in Krisen
- **Zukunftsperspektiven**, die auch beruflich attraktiv sind

Bindung ist Beziehung – nicht Belohnung.

4. Praxisnahe Maßnahmen zur Mitarbeiterbindung

Maßnahme	Wirkung
Regelmäßige Entwicklungsgespräche (2×/Jahr)	Klärung von Zielen, Belastungen, Entwicklungspfaden
Beteiligung an Dienstplanung (Wunschdienstmodell)	Mitgestaltung, weniger Diensttausch, höhere Fairness
Transparente Entscheidungswege	Vertrauen in Leitung und Organisation
Individuelle Weiterbildungsbudgets	Sichtbarkeit von Entwicklung, Aufwertung der Fachpflege
Übergangsmodelle (z. B. zur Altersteilzeit)	Berufsethik statt Ausstieg durch Erschöpfung
Rückkehrprogramme nach Auszeit	Wiedereinstieg ermöglichen – nicht verhindern

5. Beispiel: Pflegekraftbindung mit Konzept

Ein Krankenhaus der Maximalversorgung analysiert die Fluktuation:

- 2020: 15,8 % Kündigungsquote bei unter 40-Jährigen
- Hauptgründe: fehlende Entwicklung, Unzufriedenheit mit Dienstmodellen

Maßnahmen:

- Einführung eines Karrieremodells mit 4 Fachpflegelinien (Wund, Schmerz, Demenz, Notfall)
- Förderung von Teilzeitaufstockung mit Flexiboni
- Diensttausch-App und Wunschdienstsoftware

- Entwicklungsgesprächsstruktur mit zentralem Personalentwicklungsteam

Ergebnis nach 18 Monaten:

- Kündigungsquote unter 40-Jährigen sinkt auf 8,6 %
- 24 Mitarbeitende steigen von Teilzeit auf über 80 % auf
- Identifikation mit der Klinik steigt laut interner Befragung signifikant

---

6. Was Leitung konkret tun kann

Leitungskräfte können auch ohne große Budgetmittel viel bewegen:

- Anerkennung zeigen: bewusst, regelmäßig, individuell
- Teams in Entscheidungen einbinden – von Dienstplan bis zu Prozessveränderungen
- *Ich-Botschaften* statt Anweisungen: „Ich nehme wahr, dass...“
- Belastungen ernst nehmen – nicht relativieren
- Erfolge sichtbar machen: Dokumentieren, präsentieren, feiern

Wer gesehen wird, bleibt eher.

---

7. Was Organisationen tun müssen

Einzelne Führungskräfte können Bindung anstoßen – **Strukturen müssen sie tragen:**

- Pflege muss in strategische Entscheidungen eingebunden werden
- Es braucht **Verlässlichkeit bei Fortbildung und Karrierepfaden**
- Dienstplanverbindlichkeit ist **kein Nice-to-have, sondern Pflicht**
- Pflege muss sichtbar gefördert – nicht nur besprochen – werden

---

Fazit

Pflegekräfte zu binden bedeutet, sie als Menschen mit Zielen, Bedürfnissen und Grenzen ernst zu nehmen. Wer glaubt, dass 500 € Bonus mehr wirkt als ein verlässlicher Dienstplan, hat den Berufsalltag nicht verstanden.

Es geht nicht darum, Pflege zu halten – es geht darum, **Pflegende zu halten.**

Kapitel 11

„Emotionale Nachhaltigkeit – Warum Bindung über Gehalt hinausgeht"

In der Diskussion um Mitarbeiterbindung dominiert häufig ein Thema: Geld. Tarifverhandlungen, Pflegeboni, Zuschläge, Rekrutierungsprämien. Doch immer mehr Studien und Erfahrungsberichte zeigen: **Gehalt ist wichtig – aber nicht ausreichend.** Pflege ist ein Beruf, der nicht nur körperlich, sondern vor allem emotional fordert. Und wer diesen Beruf langfristig ausüben will, braucht nicht nur ein Einkommen – sondern **eine emotionale Gegenleistung**.

Dieses Kapitel beleuchtet, was *emotionale Nachhaltigkeit* in der Pflege bedeutet, warum sie ein entscheidender Faktor für Berufszufriedenheit und Verbleib ist – und wie sie im klinischen Alltag konkret gestärkt werden kann.

---

1. Was ist emotionale Nachhaltigkeit?

Emotionale Nachhaltigkeit beschreibt den Zustand, in dem Mitarbeitende:

- **nicht permanent erschöpft** sind,
- ihre Arbeit als **sinnvoll und wirksam** erleben,
- sich **wertgeschätzt, eingebunden und sicher** fühlen,
- ihre psychische Gesundheit **bewahren** können – trotz hoher Belastung.

Ein Beruf, der emotional fordert, muss auch emotional zurückgeben – sonst zehrt er aus.

---

2. Warum Pflege besonders betroffen ist

Pflege ist mehr als das Ausführen von Tätigkeiten:

- Pflegekräfte begleiten Leben und Sterben.
- Sie erleben Dankbarkeit – aber auch Leid, Schmerz, Verzweiflung.
- Sie sind oft erster Kontaktpunkt für Patient:innen, Angehörige, Ärzt:innen – gleichzeitig.

- Pflegekräfte spüren eine ethische Verantwortung, die über Schichtgrenzen hinausgeht.

Diese hohe emotionale Dichte ist wertvoll – aber auch **verletzlich**.

---

3. Was passiert ohne emotionale Nachhaltigkeit?

Ohne emotionale Nachhaltigkeit kommt es zu:

- **emotionaler Erschöpfung** (Hauptfaktor für Burn-out)
- **Zynismus**, Distanzierung vom Beruf („Das ist nicht mehr mein Job")
- **Verlust des Empathieerlebens** („Ich fühle nichts mehr")
- **Schuldgefühlen**, wenn man Belastungen nicht standhält
- **Innerer Kündigung**, lange bevor der Vertrag endet

Langfristig resultieren daraus:

- **höhere Krankheitsquoten**
- **frühzeitiger Berufsausstieg**
- **negative Wirkung auf Auszubildende und neue Mitarbeitende**

---

4. Wie emotionale Nachhaltigkeit entsteht

Sie ist **nicht das Ergebnis von Zufall**, sondern entsteht durch gezielte Gestaltung:

Bedingung	Wirkung
Sinn erleben können	Ich weiß, wofür ich arbeite

Bedingung	Wirkung
Wertschätzung erfahren	Ich werde als Mensch gesehen
Sicherheit im Team	Ich bin nicht allein – andere tragen mit
Einfluss nehmen können	Ich gestalte mit, statt nur zu funktionieren
Feedback erhalten – und geben dürfen	Ich wachse, entwickle mich, lerne
Zeit für Entlastung und Reflexion	Ich verarbeite Belastung, statt sie zu verdrängen

5. Konkrete Maßnahmen im Alltag

Maßnahme	Wirkung
Wöchentliche „5-Minuten-Runden" zur Teamreflexion	Raum für Austausch – ohne Druck
Supervision oder Peer-Gruppen	Entlastung durch kollegiale Rückmeldung
Begrüßungs- und Abschiedsrituale	Sichtbarkeit, Zugehörigkeit
Positive Rückmeldungkultur	Wer Lob erfährt, wird emotional gestärkt
Wertschätzende Führungskommunikation	Fehler dürfen benannt werden, ohne Angst
Raum für Trauer, z. B. nach Todesfällen	Verarbeitung statt Verdrängung – auch im multiprofessionellen Team

6. Beispiel: Pilotprojekt „Emotionsanker" auf einer IMC-Station

Ein Haus der Schwerpunktversorgung führt ein Projekt ein:

- Mitarbeitende erhalten die Möglichkeit, **1× pro Woche 20 Minuten „Auszeit"** in einem Entlastungsraum zu nehmen
- Dort: Audioangebote, Coachingkarten, Feedbackbuch
- Zusätzlich: 1× monatlich moderierte Reflexionsrunde
- Führungskräfte erhalten Schulung in „emotionssensibler Kommunikation"

Ergebnis nach 9 Monaten:

- 40 % Rückgang an anonymisierten emotionalen Eskalationen
- niedrigere AU-Quote in dieser Station als im Hausdurchschnitt
- größere Teamzufriedenheit in interner Erhebung

---

7. Rolle der Führung: Präsenz und Haltung

Führungskräfte sind **emotionsprägende Personen** – ob sie wollen oder nicht. Ihre Wirkung entsteht nicht nur durch Worte, sondern durch:

- **Verfügbarkeit** („Ich bin ansprechbar, wenn du mich brauchst")
- **Ehrlichkeit** („Ich kenne die Belastung – und suche mit euch Lösungen")
- **Vorbildfunktion** („Ich achte auch auf meine Grenzen")
- **Verlässliche Anerkennung** („Ich sehe deine Leistung – nicht nur die Fehler")

Wer emotional stabil führen will, muss sich auch selbst emotional versorgen können.

---

8. Emotionale Nachhaltigkeit ist auch ein Standortvorteil

In Zeiten von Fachkräftemangel und Klinik-Konkurrenz gewinnt:

- nicht der mit dem höchsten Bonus,
- sondern der mit dem **emotional besten Arbeitsplatz**.

Wer signalisiert:

- Hier darfst du du sein,
- Hier darfst du wachsen,
- Hier darfst du auch mal nicht stark sein –

…wird Mitarbeitende halten – und neue anziehen.

Fazit

Emotionale Nachhaltigkeit ist kein „weiches Thema", sondern **harter Überlebensfaktor**. Wer sie ignoriert, verliert Personal, Qualität, Identifikation. Wer sie stärkt, gewinnt Resilienz, Loyalität und Menschlichkeit – das, was Pflege im Kern ausmacht.

Pflege funktioniert nicht dauerhaft ohne Gehalt – aber **niemals ohne Gefühl.**

Kapitel 12

„Pflege und Identität – Wer bin ich, wenn ich pflege?"

„Ich bin Krankenschwester."
„Ich arbeite auf Intensiv."
„Ich bin PDL."

Solche Aussagen wirken nach außen klar und eindeutig – doch was steckt wirklich dahinter? Berufliche Identität in der Pflege ist **vielschichtig, emotional aufgeladen** und eng verknüpft mit dem Selbstbild der Menschen, die sie ausüben. In einem System, das sich ständig verändert, unter hohem Druck steht und in dem Rollen verschwimmen, geraten viele Pflegekräfte in eine existenzielle Frage:
„Bin ich noch die Pflegekraft, die ich einmal sein wollte?"

Dieses Kapitel beleuchtet, wie berufliche Identität entsteht, wie sie im Klinikalltag herausgefordert wird – und wie sie gestärkt werden kann, um Pflege nicht nur als Beruf, sondern als Berufung *ohne Selbstaufgabe* leben zu können.

---

1. Was ist berufliche Identität?

Berufliche Identität ist das Bild, das jemand von sich im Beruf hat – und die Antwort auf die Frage:

„Was macht mich in meiner beruflichen Rolle aus – fachlich, menschlich, kulturell?"

Sie entsteht durch:

- fachliche Kompetenz und Erfahrung

- soziale Rückmeldung (Team, Patient:innen, Vorgesetzte)
- Werteorientierung (Was ist mir wichtig?)
- Rollenklarheit (Was darf ich? Was soll ich? Was will ich?)

Pflegekräfte entwickeln ihre Identität oft über viele Jahre – sie ist **eng verbunden mit Lebensgeschichte, Motivation und Selbstverständnis.**

---

2. Warum Pflegeidentität unter Druck steht

Aktuelle Herausforderungen erschüttern diese Identität:

Belastung	Identitätsauswirkung
Zeitmangel, Personalnot	„Ich kann nicht mehr pflegen, wie ich es gelernt habe."
Rollenausweitung ohne Qualifikation	„Ich mache Dinge, die eigentlich nicht meine Aufgabe sind."
Reduktion auf Dokumentation	„Ich bin nur noch eine Verwaltungsfachkraft in Kasack."
Fehlende Anerkennung	„Ich werde nicht gesehen für das, was ich wirklich leiste."
Hierarchiedruck in multiprofessionellen Teams	„Meine Stimme zählt weniger als die anderer Berufsgruppen."

Identitätskrisen entstehen nicht über Nacht – sondern durch **dauerhafte Entfremdung von beruflichen Idealen**.

---

3. Pflegeidentität in der Ausbildung: Fundament oder Bruch?

Junge Auszubildende betreten den Beruf oft mit klaren Erwartungen:

- Menschen helfen
- Nähe erleben
- Verantwortung übernehmen

Was sie häufig erleben:

- chronisch überforderte Teams
- wenig Begleitung
- Defizitorientierte Rückmeldungen („Das hast du falsch gemacht.")
- keine Rolle, nur Funktion

Ohne gezielte Identitätsentwicklung (Reflexion, Feedback, Rollenvorbilder) erleben viele bereits in der Ausbildung eine innere Distanz:

„Ich hatte ein Bild von Pflege – aber das hat mit dem Alltag nichts zu tun."

---

4. Was stärkt berufliche Identität?

Pflegeidentität kann wachsen und sich stabilisieren – wenn sie gepflegt wird. Mögliche Einflussfaktoren:

Element	Wirkung
Kollegialität im Team	„Ich gehöre dazu."
Eigenverantwortung	„Ich bin kompetent und werde ernst genommen."
Erfolgserlebnisse mit Patient:innen	„Ich mache einen Unterschied."
Supervision / Reflexionsformate	„Ich kann mich sortieren, verstehen, was mich ausmacht."
Weiterentwicklungsmöglichkeiten	„Ich wachse und entwickle mich."
Werteorientierte Führung	„Meine Werte werden nicht unterdrückt – sie sind erwünscht."

---

5. Beispiel: Identitätsarbeit in einem Pflegeteam

Ein Team in einer geriatrischen Klinik führt eine moderierte Workshop-Reihe ein:

- Thema: *„Pflege und ich – wie wir geworden sind, wer wir sind"*
- Inhalte: Biografische Reflexion, Wertearbeit, kollegialer Austausch
- 3 Module à 4 Stunden, begleitet von Coaching-Fachkraft

Rückmeldungen:

- Mehr Selbstverständnis („Warum reagiere ich so – und nicht anders?")
- Stärkere Teamkohäsion („Wir sind mehr als Dienstleister.")

- Entwicklung einer Teamcharta: *„So wollen wir pflegen – so wollen wir leben."*

---

6. Führung und Identität: Sichtbarmachen statt Funktionieren

Führungskräfte prägen Identität durch:

- Rollenklarheit (Was wird erwartet?)
- Entwicklungsgespräche („Was macht dich aus?")
- Fehlertoleranz („Fehler gehören zum Lernen – nicht zur Entwertung.")
- Anerkennung auch bei kleinen Schritten („Du wächst – und wir sehen das.")

Wer führen will, muss Identität stärken – nicht nur Arbeitskraft steuern.

---

7. Pflegeidentität ist auch politisch

Die Frage nach Identität ist eng verbunden mit:

- **gesellschaftlicher Anerkennung**
- **rechtlichem Status** (z. B. eigenständiger Heilberuf)
- **medialer Darstellung**
- **berufspolitischer Mitsprache**

Solange Pflege auf „Helferrolle" reduziert wird, bleibt auch das Pflege-Selbstbild unscharf.

Fazit

Pflegekräfte brauchen mehr als Wissen und Kompetenz. Sie brauchen **ein starkes berufliches Selbstbild**, das auch unter Druck trägt. Pflege ist kein Beruf, den man „macht" – Pflege ist etwas, das man ist.

Wer in der Pflege arbeitet, braucht nicht nur Kraft – sondern auch ein klares Bild davon, **wer er oder sie dabei sein will.**

Kapitel 13

„Pflege und Sinn – Zwischen innerem Antrieb und systemischer Erschöpfung"

Warum pflegen Menschen?
Warum stehen sie morgens auf, fahren in ein überlastetes Krankenhaus, geben Kraft, Empathie, Wissen, Zeit – und kehren manchmal körperlich und seelisch erschöpft, aber mit dem Gefühl zurück, *etwas Wichtiges getan zu haben*?

Sinn ist einer der stärksten Antreiber menschlichen Handelns – besonders in Berufen mit direkter Wirkung auf andere Menschen. Doch genau dieser Sinn wird in der Pflege zunehmend bedroht: durch Ökonomisierung, Zeitdruck, Kontrollmechanismen und Entfremdung vom eigentlichen Kern der Arbeit.

Dieses Kapitel beleuchtet das Spannungsfeld zwischen **innerer Sinnmotivation und äußerer Systemlogik** – und stellt die Frage: Wie gelingt es, in einem erschöpfenden System die Sinnhaftigkeit zu bewahren?

1. Warum Sinn so entscheidend ist

Sinn ist kein „weiches Thema", sondern eine **Schlüsselkategorie für Bindung, Motivation und psychische Gesundheit**. Er entsteht, wenn Menschen:

- den Zweck ihrer Arbeit verstehen,
- sehen, dass ihre Handlungen Wirkung haben,
- erleben, dass sie als Person etwas beitragen.

In der Pflege bedeutet Sinn oft:

- einen sterbenden Menschen begleiten,
- einen Patient:innenkontakt mit Herz gestalten,
- das Gefühl: *„Heute war ich wichtig für jemanden."*

Wer Sinn erlebt, hält länger durch. Wer Sinn verliert, steigt schneller aus.

---

2. Wenn Sinn verloren geht – innere Kündigung beginnt

In einem System, das pflegerisches Handeln auf Zeit, Fallzahlen und Codes reduziert, passiert Folgendes:

Mechanismus	Wirkung auf die Sinnwahrnehmung
Taktung und Verdichtung von Aufgaben	Gefühl: „Ich arbeite nur noch ab."
Mangelnde Anerkennung	Gefühl: „Was ich tue, ist nichts wert."

Mechanismus	Wirkung auf die Sinnwahrnehmung
Fokus auf Doku und Controlling	Gefühl: „Ich pflege für das System, nicht für den Menschen."
Rollenkonflikte	Gefühl: „Ich bin nur noch Erfüllungsgehilfe."
Wiederkehrende Grenzerfahrungen	Gefühl: „Ich schütze andere – aber niemand schützt mich."

3. Symptome eines verlorenen Sinns

Pflegekräfte mit verlorener Sinnbindung zeigen häufig:

- Zynismus und Distanz
- Dienst nach Vorschrift ohne emotionale Beteiligung
- Rückzug aus Teamkultur
- Höhere Krankheitsanfälligkeit
- Frühzeitigen Berufsausstieg

Studien zeigen: Pflegekräfte mit einem intakten Sinnerleben haben eine **bis zu 30 % höhere Wahrscheinlichkeit**, langfristig im Beruf zu bleiben (Quelle: Pflegewissenschaft, 2022).

4. Wie Sinn erhalten oder (wieder) aufgebaut werden kann

Ansatz	Umsetzung in der Praxis
Reflektierte Teamkultur	Gemeinsame Werte formulieren, z. B. über Pflegeleitbilder

Ansatz	Umsetzung in der Praxis
Zeit für Begegnung schaffen	Pflegebeziehung nicht nur als „Produktionsfaktor" sehen
Rollenklarheit fördern	Stärkung der Pflegeautonomie, Aufgaben bewusst zuordnen
Erfolge sichtbar machen	Patientenfeedback dokumentieren, teilen, feiern
Rituale zur Sinnvergewisserung	Schichtreflexion: „Was war heute sinnvoll?"
Führung mit Sinnfokus	Fragen nach dem Warum regelmäßig thematisieren

---

5. Beispiel: Sinn-Reflexion als Instrument

In einem städtischen Klinikum wird eine Methode eingeführt:
„Sinn-Check" im Teammeeting

- Jede Woche: 5 Minuten, eine Frage für das Team:
    o Was war in dieser Woche euer stärkster Sinnmoment?
    o Was hat euch daran erinnert, warum ihr pflegt?
- Antworten werden gesammelt (anonym oder offen)
- Einmal im Monat wird ein „Pflege-Moment des Monats" veröffentlicht

Ergebnis:

- Höheres Sinnerleben in interner Befragung
- Rückgang von AU-Tagen im Vergleich zur Kontrollstation
- Größere emotionale Bindung an die Einrichtung

---

6. Pflege im Spannungsfeld von Sinn und System

Die vielleicht größte Herausforderung:
Pflege will Nähe, Beziehung, Zeit –
Das System verlangt Effizienz, Standardisierung,
Geschwindigkeit.

Das führt zu Identitätskonflikten:

- „Was ich will, darf ich nicht."
- „Was das System verlangt, bin ich nicht."
- „Was ich leisten soll, kann ich nicht – ohne mich selbst zu verlieren."

→ Nur wenn diese Widersprüche **bewusst gemacht und moderiert** werden, entsteht wieder Raum für Sinn.

---

7. Führung und Sinnarbeit

Führungskräfte tragen Verantwortung für Sinnstiftung:

- über **Anerkennung** von sinnhaften Momenten
- durch **Sichtbarmachung von Wirkung** („Weißt du, was du da heute bewirkt hast?")
- über **Beteiligung** an Entscheidungen („Wozu tun wir das – und wie wollen wir es tun?")
- durch **Vorbildhaltung**, auch in belastenden Situationen

Fazit

Sinn ist nicht nur ein Gefühl, sondern eine Ressource – vielleicht die wichtigste, wenn es darum geht, langfristig in der Pflege zu bleiben. Wer ihn pflegt, stärkt Menschen. Wer ihn zerstört, verliert sie – nicht nur als Mitarbeitende, sondern als ganze Personen.

Pflege braucht keine Helden – sie braucht Menschen, die wissen, **wofür sie stehen.**

Kapitel 14

„Pflege trifft Betriebslogik – Wenn Menschlichkeit auf Managementprinzipien trifft"

Die bisherigen Kapitel haben gezeigt:
Pflege ist mehr als Versorgung – sie ist Beziehung, Verantwortung, Identität, Haltung.
Doch in vielen Krankenhäusern treffen diese Werte auf **Rahmenbedingungen**, die von Menschen geprägt werden, die **nicht aus der Pflege kommen** – sondern aus Industrie, Wirtschaft oder Verwaltung.

Insbesondere auf der Ebene von Personalabteilungen und Vorständen werden Entscheidungen über Ressourcen, Arbeitszeitmodelle, Schichtsysteme und Stellenbesetzungen getroffen – oft mit Methoden, die sich in der Automobilindustrie, Logistik oder Dienstleistungsbranche bewährt haben. Aber: **Pflege ist kein Produkt. Menschen sind keine Maschinen.**

Dieses Kapitel beschreibt das Spannungsfeld zwischen pflegerischer Sinnorientierung und betrieblicher Effizienzlogik –

und zeigt Wege auf, wie sich beide Welten *konstruktiv begegnen* können.

---

1. Unterschiedliche Welten – unterschiedliche Logiken

Pflegeverständnis	Managementlogik (aus Industrie)
Beziehung, Nähe, Empathie	Zielvereinbarung, KPI, Effizienzsteigerung
Zeit für Kommunikation und Individualität	Prozessoptimierung, Zeittaktung, Standardisierung
Situative Anpassung an Mensch und Kontext	Planbarkeit, Kalkulierbarkeit, Kontrolle
Belastungsausgleich im Team	gleichmäßige Auslastung, Ressourcenausschöpfung
Entwicklung durch Erfahrung und Beziehung	Kompetenzmatrizen, Skill-Mix, Rollenverteilung

Die Perspektiven sind nicht falsch – aber oft **nicht kompatibel**, wenn sie **ungleichgewichtet** angewendet werden.

---

2. Typische Zielkonflikte im Klinikalltag

Entscheidung	Pflegerische Reaktion	Managementsicht
„Wir reduzieren den Personalstamm, da	„Wir erleben täglich eine Überlastung –	„Datenlage rechtfertigt Reduktion"

Entscheidung	Pflegerische Reaktion	Managementsicht
der Pflegebedarf statistisch sinkt"	Statistik bildet Realität nicht ab"	
„Springerkräfte werden effizient verteilt"	„Wir verlieren Teamgefühl und Identifikation"	„Springer optimieren Ausfallmanagement"
„Dienste müssen flexibler werden"	„Wir brauchen Planbarkeit für unser Leben"	„Flexibilität steigert Effizienz"
„Anleitung ist nicht refinanzierbar"	„Ohne Anleitung gibt es keine Zukunft"	„Anleitung muss im bestehenden Zeitbudget erfolgen"

3. Warum industrielle Steuerungsprinzipien oft scheitern

In der Industrie gelten:

- Fließbandlogik
- Verlässliche Materialqualität
- Austauschbarkeit von Ressourcen
- Geringe Emotionsbelastung
- Hoher Automatisierungsgrad

Pflege aber bedeutet:

- Arbeit mit Menschen in Krisen
- Situationsbedingte Entscheidungen
- Hohes Maß an Intuition, Beziehung, Professionalität
- Ethische Abwägung in Echtzeit
- Nicht reproduzierbare Prozesse

Fazit: Methoden wie Lean Management, 5S oder Kaizen **können inspirieren**, aber **nicht 1:1 übertragen** werden. Sie brauchen **Adaption an eine komplexe Beziehungsarbeit.**

---

4. Was Personalabteilungen und Vorstände oft nicht sehen

- Dienstplanlücken entstehen **nicht durch schlechte Planung**, sondern durch reale Ausfälle, Überstunden, Teilzeitwünsche
- Teilzeitkräfte sind **nicht unflexibel**, sondern schützen ihre Gesundheit
- Springer entlasten **nur kurzfristig**, nicht emotional
- Pflegekräfte **verlassen nicht den Beruf wegen der Bezahlung**, sondern wegen mangelnder Steuerbarkeit ihres Alltags

Wer Pflege mit Maschinenlogik betrachtet, verkennt den menschlichen Kern des Berufs.

---

5. Wie beide Seiten voneinander lernen können

Pflege kann lernen:

- Planungsgrundlagen offen zu legen
- Wirkung zu quantifizieren (z. B. durch PPR 2.0, Pflegequalität, Fehlervermeidung)
- eigene Forderungen strategisch zu begründen
- Beteiligung an Steuerungsprozessen einzufordern

Management kann lernen:

- Pflege ist ein Hochleistungsberuf – mit psychischer Spitzenbelastung
- Pausenfähigkeit ist kein „Bonus", sondern Voraussetzung
- Flexibilität braucht Planbarkeit
- Pflegekräfte bleiben, **wenn sie gestalten dürfen**

---

6. Beispiel: Ein gemeinsames Verständnis schaffen

Ein Klinikum führt regelmäßige **Dialogrunden zwischen Pflegedienstleitung, Stationsleitungen und Vorstandsebene** ein.

- Ziel: gegenseitiges Verständnis aufbauen
- Struktur: monatliche Sitzungen, gemeinsame Fallbetrachtungen, Daten- und Erfahrungsabgleich
- Regeln: Keine Vorwürfe, keine PR-Sprache, echte Übersetzung zwischen Logiken

Ergebnis nach 6 Monaten:

- Pflege wird in Budgetgespräche einbezogen
- Personalabteilung erstellt gemeinsam mit Stationen Wunschdienst-Korridore
- Krankenstand sinkt durch bessere Planung und realistische Ziele

---

7. Pflege braucht Management – aber angepasst

Pflege kann nicht rein emotional gesteuert werden. Sie braucht:

- **Zahlen, Daten, Fakten**
- **Planungssicherheit**
- **Klarheit über Rollen, Aufgaben, Zuständigkeiten**

Aber: Diese Steuerung **muss sich dem Gegenstand Pflege anpassen** – und nicht umgekehrt.

Pflege darf kein betriebswirtschaftliches Abfallprodukt sein – sondern **ein eigener Steuerungsschwerpunkt.**

Fazit

Pflegeorganisation und Klinikführung müssen sich **nicht ausschließen** – sie müssen lernen, **einander zu verstehen.** Wer die Bedürfnisse der Pflegekräfte ernst nimmt, schützt nicht nur das Personal, sondern auch die Versorgungsqualität – und damit die Zukunft des Hauses.

Pflege ist kein Kostenfaktor – sondern ein **Gestaltungsfaktor mit menschlichem Kern.**

Kapitel 15

„Chronisch unterbesetzt – Wie mit dauerhaftem Personalmangel professionell umgehen?"

Der Personalmangel ist kein vorübergehender Zustand mehr – er ist Realität. Täglich müssen Teams Entscheidungen treffen, obwohl sie **nicht voll besetzt**, **nicht abgesichert** und oft **emotional überlastet** sind. Was früher als Ausnahme galt, ist heute Regelbetrieb geworden: Pflegen unter Ziel, Priorisieren im Akkord, Arbeiten am Limit.

Doch: Auch unter schwierigen Bedingungen braucht es Struktur, Verantwortung und professionelles Handeln. Dieses Kapitel zeigt, wie Stationen, Teams und Führungskräfte auch bei struktureller Unterbesetzung **handlungsfähig, verantwortungsbewusst und menschlich bleiben können** – ohne sich selbst zu verlieren.

---

1. Was bedeutet „chronisch unterbesetzt"?

- Fehlende Stellen werden **nicht nachbesetzt** – oder nur mit Verzögerung.
- Hoher Teilzeitanteil, viele Rückkehrer*innen, langzeiterkrankte Mitarbeitende.
- Neue Mitarbeitende müssen **lange eingearbeitet** werden – meist im laufenden Dienst.
- Pflegeleistungen können **nur noch eingeschränkt erbracht werden**.
- Die Pflegequalität hängt **nicht mehr von Kompetenz, sondern von Verfügbarkeit ab**.

Besonders gefährlich: Die „stille Normalisierung" – Unterbesetzung wird als neues Soll akzeptiert.

---

2. Was sich verändert, wenn man dauerhaft unterbesetzt ist

Bereich	Veränderung
Pflegeprioritäten	Orientierung an „Was ist noch möglich?" statt „Was ist richtig?"
Kommunikation	verkürzt, rein funktional, kaum empathisch
Fehlerhäufigkeit	steigt, besonders bei Übergaben, Doku, Medikation
Teamklima	gereizt, erschöpft, Rückzug, Schuldzuweisungen
Berufsstolz	sinkt, Resignation oder innere Kündigung

„Wir machen, was geht – und reden nicht mehr darüber, was fehlt."
Das ist kein Teamversagen – es ist ein **Systemversagen** ohne Sprache.

---

3. Was helfen kann – auch ohne neue Stellen

1. Tagespriorisierung mit allen Beteiligten

- Morgenrunde: „Was ist heute realistisch leistbar?"
- Einteilung in drei Kategorien:
    - *Muss*: Medikamente, Ernährung, Vitalwerte, Hochrisikofälle
    - *Sollte*: Pflegeziele, Mobilisation, Gespräche
    - *Kann*: Doku-Nacharbeit, Aufräumen, Fallkonferenzen

2. Offene Kommunikation mit Patient:innen

- Transparente Erklärung: „Wir sind heute in reduzierter Besetzung – wir tun unser Bestes."
- Erwartungsmanagement mindert Frustration – auch bei Angehörigen

3. Ablaufoptimierung statt Mehrarbeit

- Wer macht wann was – wer wird wofür gebraucht?
- z. B. Materialbereitstellung am Vorabend, feste Übergabezeitblöcke, Dokuzeit am Dienstende sichern

---

4. Führung in der Unterbesetzung

Führungskräfte sind besonders gefordert – nicht nur organisatorisch, sondern emotional:

Haltung	Bedeutung
Präsenz zeigen	Nicht verschwinden, sondern *an der Seite stehen*
Verantwortung benennen	Keine Schuldzuweisung – aber klares Management
Handlungsspielräume bieten	z. B. Aufgabenverzicht abstimmen, externe Hilfe anfordern
Emotionales Moderieren	Zuhören, entlasten, nicht kleinreden

Nicht führen heißt: Teams alleinlassen mit Verantwortung, die sie gar nicht tragen dürfen.

---

5. Was der Träger tun kann – auch ohne Personalplus

- **Priorisierung politisch unterstützen** (z. B. was nicht dokumentiert werden muss, muss auch nicht passieren)
- **Leistungsabgrenzung öffentlich vertreten**
- **Bürokratie abbauen**, z. B. durch Entlastungsrollen oder technische Hilfen
- **Lernende Systeme etablieren**: Was hat unter der Woche gut funktioniert – was nicht?

---

6. Beispiel: Eine IMC-Station mit 20 % Personallücke

Ausgangslage:

- 17 VK vorgesehen, 13 VK real verfügbar
- Hohe Belastung, viele Überstunden, schlechtes Teamklima

Maßnahmen:

- Einführung einer tagesaktuellen Aufgabenmatrix (3 Prioritätsstufen)
- Leitung übernimmt keine Schicht mehr, sondern ist *ausschließlich verfügbar und steuernd*
- 1 Springer-Person täglich – gezielt zur Pausenabsicherung
- monatliche Auswertungsrunde: Was ging, was ging nicht – was brauchte es?

Ergebnis nach 4 Monaten:

- Rückgang der AU-Zahlen um 18 %
- Verbesserte Übergabequalität laut Selbstaudit

- Mehr Verlässlichkeit trotz Unterbesetzung

Fazit

Dauerhafte Unterbesetzung darf nie zur neuen Normalität verklärt werden. Aber sie muss realistisch gestaltet werden – mit Priorisierung, Schutzmechanismen und ehrlicher Kommunikation. Denn auch unter widrigen Umständen können Pflegekräfte **professionell, verantwortungsvoll und mit Haltung** arbeiten – wenn man ihnen vertraut und sie schützt.

Pflege unter Ziel ist gefährlich – aber Pflege ohne Führung ist fatal.

Kapitel 16

„Pflegeforschung und Evidenz – Warum gute Pflege messbar und steuerbar sein muss"

Pflege ist mehr als Zuwendung – sie ist Fachwissen, Entscheidungsfähigkeit und Wirkung. Und wie in allen Professionen gilt auch hier: Was wirkt, muss **begründet**, **messbar** und **entwickelbar** sein. Pflegeforschung liefert genau das – und ist damit ein zentraler Schlüssel für fundierte Entscheidungen, Personalbemessung, Qualitätsentwicklung und Professionalisierung.

Doch in der Praxis wird Forschung oft als „theoretisch" oder „abgehoben" erlebt. Dieses Kapitel zeigt, wie Pflegeforschung konkret hilft – nicht nur in der Wissenschaft, sondern **im Alltag auf Station**, **in der Personalplanung** und **in der**

Argumentation gegenüber Management, Politik und Öffentlichkeit.

---

1. Warum Pflege messbar sein muss

Pflege wird bislang oft qualitativ beschrieben:

- „Wir haben viel zu tun"
- „Das reicht vorne und hinten nicht"
- „Die Patienten brauchen mehr Unterstützung"

Doch: In einem System, das sich über Kennzahlen, Effizienz und Kostensteuerung organisiert, braucht Pflege auch:

- nachvollziehbare **Leistungsnachweise**
- **Wirksamkeitsnachweise** von Maßnahmen
- **Argumente auf Zahlenbasis** gegenüber nicht-pflegerischen Entscheidungsträgern

Nur was messbar ist, ist im System sichtbar – alles andere bleibt stille Last.

---

2. Was Pflegeforschung konkret leistet

Pflegeforschung untersucht:

- **Was wirkt in der Pflege – und warum?**
- **Welche Pflegemaßnahmen verbessern Outcomes?**
- **Wie kann Pflege organisiert, geplant und gesteuert werden?**

- **Wie beeinflussen Arbeitsbedingungen, Dienstpläne und Teamklima die Qualität?**

Typische Themenbereiche:

- Schmerzmanagement, Delirprävention, Wundversorgung
- Pflegeinterventionen in chronischer Erkrankung
- Personalbemessung und Pflegequalität
- Berufszufriedenheit, Bindung, Resilienz

3. Relevante Instrumente in der Praxis

Instrument	Ziel und Anwendung
PPR 2.0	Personalbedarf anhand von Pflegeaufwand ermitteln
INPULS®	Einstufung nach Pflegeintensität, z. B. auf IMC-/Intensivstationen
Qualitätsindikatoren (DNQP)	Pflegequalität messbar und vergleichbar machen
Pflegekomplexmaßnahmen-Scores	Abbildung und Finanzierung von Pflege in der G-DRG-Systematik
Pflegevisite + Outcomes	Evaluation der Pflegewirksamkeit im klinischen Alltag

4. Pflegeforschung und Personalplanung

Pflegeforschung liefert auch Argumente für **strategische Entscheidungen**:

- Wie viele Pflegekräfte brauchen wir bei welchem Pflegeaufwand?
- Welche Qualifikationen müssen vorhanden sein?
- Welchen Effekt hat eine gute Personalausstattung auf Komplikationen, Verweildauer, Patientenzufriedenheit?

Beispielstudien:

- **Rafferty et al. (2017):** 1 zusätzliche Pflegekraft/10 Patienten → signifikant niedrigere Mortalität
- **Pflege-Thermometer (DPR):** Korrelation zwischen Besetzung, Fehlerhäufigkeit und beruflicher Zufriedenheit

---

5. Wo Pflegeforschung herkommt – und wohin sie muss

Herkunft:

- Pflegewissenschaft ist eine junge Disziplin (erste Studiengänge in den 1990er Jahren)
- In vielen Häusern noch **nicht etabliert** oder **akademisch isoliert**

Zukunft:

- Integration in Kliniksteuerung (z. B. Pflegeforschungsstellen)
- Pflegeexpert:innen (APN, MScN) als Bindeglieder zwischen Forschung und Versorgung
- Praxisnahe Studien (z. B. Aktionsforschung, Mixed Methods)
- Zusammenarbeit mit Hochschulen und Evidence Hubs

6. Beispiel: Pflegeindikatoren zur Stationsentwicklung

Ein Krankenhaus erhebt folgende Pflegeindikatoren monatlich:

- Patientenzufriedenheit (aus Pflegeperspektive)
- dokumentierte Pflegezeit pro Patient
- Mobilisierungsrate innerhalb von 24 h
- Pausenfähigkeit der Pflegekräfte

→ Auswertung erfolgt gemeinsam mit Stationsleitungen und PDL, Verbesserungsideen werden monatlich pilotiert. Ergebnis: nachweisbare Steigerung der Pflegequalität und sinkender Krankenstand.

7. Pflege braucht eine evidenzbasierte Haltung

Evidenzbasiertes Handeln bedeutet:

- Pflege wird nicht „aus Gewohnheit" gemacht
- Entscheidungen basieren auf:
    - Wissenschaftlicher Evidenz
    - Erfahrung der Pflegeperson
    - Situation und Bedürfnis des Patienten

Evidenz ersetzt nicht Empathie – sie fundiert sie.

Fazit

Pflegeforschung ist kein Elfenbeinturm, sondern Werkzeugkasten. Wer ihre Ergebnisse nutzt, kann Pflege sichtbar machen, stärken, finanzieren und entwickeln – auf Station, in der Leitung und im System.

Gute Pflege spürt man – aber **man kann sie auch beweisen.**

Kapitel 17

„Interprofessionelle Zusammenarbeit – Chancen und Reibungspunkte zwischen Pflege, Medizin und Verwaltung"

Krankenhausversorgung ist Teamarbeit. Kein Beruf, keine Disziplin kann allein heilen, versorgen, begleiten. Und doch erleben Pflegekräfte, Ärzt:innen und Verwaltungsmitarbeitende den Alltag oft als **Aneinander vorbei** – statt als **echte Zusammenarbeit**.
Missverständnisse, Informationsverluste, Machtgefälle und abweichende Zielvorstellungen führen immer wieder zu Frust, Schuldzuweisungen und Ineffizienz.

Dieses Kapitel beleuchtet, wie interprofessionelle Zusammenarbeit gelingen kann, warum Pflege oft strukturell benachteiligt ist – und wie gegenseitiges Verständnis, klare Rollen und echte Dialogkultur aus parallelen Akteuren **ein kooperatives Behandlungsteam machen.**

1. Warum interprofessionelle Arbeit unverzichtbar ist

- Kein Patient liegt nur auf Station – er liegt im System.
- Medizinische Entscheidungen erfordern pflegerische Umsetzung.
- Pflegebeobachtungen beeinflussen Diagnostik und Therapie.
- Verwaltung schafft Strukturen, Pflege und Medizin füllen sie mit Leben.

Echte Versorgung entsteht dort, wo die Perspektiven zusammenfließen – nicht nebeneinander existieren.

---

2. Typische Reibungspunkte – strukturell, nicht persönlich

Bereich	Konfliktursache
Informationsfluss	Übergaben ohne Beteiligung, fehlende Rückkopplung
Hierarchie	Pflege als „Empfänger" statt Mitentscheider
Terminplanung	z. B. Visiten, Diagnostiktermine ohne Rücksicht auf Pflegezeiten
Verantwortung	Pflege wird Verantwortung übertragen – ohne Entscheidungsmacht
Verwaltungsvorgaben	Zielkonflikte zwischen Wirtschaftlichkeit und Versorgung

Beispiel:
„Warum war der Patient nicht zum CT vorbereitet?" –
„Weil Pflegekraft 1 krank war, 2 neue Patienten kamen, und niemand gefragt hat, ob das heute leistbar ist."

3. Unterschiedliche Denklogiken – und wie man sie überbrückt

Berufsgruppe	Fokus/Taktung	Entscheidungslogik
Pflege	pro Patient × 24h × Schicht	was ist machbar / was ist nötig
Medizin	pro Diagnose × Entscheidungszeitpunkt	was ist zielführend / was ist klinisch richtig
Verwaltung	pro Fall / Prozess / Budget	was ist effizient / was ist steuerbar

→ Konflikte entstehen oft aus unterschiedlichen Zeit-, Prozess- und Erfolgsperspektiven.

Lösung: Gemeinsame Struktur + individuelle Kommunikation

---

4. Gelingensbedingungen für interprofessionelle Teams

Maßnahme	Wirkung
Gemeinsame Übergaben (Pflege + Med.)	Synchronisation, Reibungsminimierung
Strukturierte Visiten mit Pflegebeteiligung	Gleichberechtigte Perspektiven
Pflege bei Entlassplanung / Behandlungszielen einbeziehen	realistischere Planbarkeit
Fallbesprechungen interdisziplinär	Lernen aus Reibung statt Schuldzuteilung

92

Maßnahme	Wirkung
Ethikkonferenzen mit Pflege, Med., SozD	gemeinsame Verantwortung bei schwierigen Entscheidungen

5. Pflege als eigenständiger Kooperationspartner

Pflege darf nicht als ausführendes Organ betrachtet werden – sondern als:

- **Beobachtende Fachdisziplin**
- **Risiko-Managerin**
- **Anwältin der Patientenperspektive**
- **Koordinatorin im Mikroprozess**

Voraussetzung:

- Fachliche Selbstsicherheit
- Kommunikation auf Augenhöhe
- Klarer Kompetenzrahmen
- Strukturelle Beteiligung

6. Beispiel: Interprofessionelle Visite auf einer Herzstation

Implementierung:

- Täglich um 9:15 Uhr
- Ärztin + Pflegekraft + ggf. Sozialdienst + Physio
- Pflege bereitet Beobachtungen + Rückmeldungen vor
- Arzt erklärt Maßnahmen – Team entscheidet gemeinsam
- Dokumentation erfolgt unmittelbar im System

Ergebnis:

- bessere Verständigung über Therapieziele
- kürzere Liegezeiten
- mehr gegenseitiger Respekt
- spürbare Entlastung in Kommunikation und Planung

---

7. Auch Verwaltung gehört zum Team

Pflege und Medizin stehen oft gemeinsam unter Druck – aber sehen die Verwaltung als „Gegner". Umgekehrt fühlt sich Verwaltung oft „ungehört" oder als „notwendiges Übel".

Echte Zusammenarbeit bedeutet: Verstehen, was die andere Seite leisten muss – und warum.

Formate, die helfen:

- Interne Hospitationen
- Gemeinsame Schulungen (z. B. zu Kommunikation, Ethik, Datenschutz)
- Monatliche Rundgespräche mit je einem Vertreter aus Pflege, Medizin, Verwaltung

---

Fazit

Interprofessionelle Zusammenarbeit ist kein „Soft Skill", sondern **harte Voraussetzung für gute Versorgung**. Sie braucht Struktur, Haltung und gemeinsame Sprache.
Wer sie pflegt, spart Zeit, Nerven und Ressourcen – und gewinnt Menschlichkeit, Sicherheit und Teamgeist.

Gelingende Zusammenarbeit beginnt nicht im Organigramm –
sondern im Gespräch.

Kapitel 18

„Pflege und Digitalisierung – Zwischen Vereinfachung, Belastung und Beteiligung"

Digitalisierung gilt als Lösung für viele Probleme im
Gesundheitswesen: Zeitersparnis, Informationsfluss,
Patientensicherheit. Auch in der Pflege sollen digitale Tools
helfen, Prozesse zu vereinfachen, Fehler zu vermeiden und den
Personalmangel abzufedern.
Doch die Praxis zeigt: Digitalisierung kann entlasten – oder
belasten. Sie kann Pflege stärken – oder entfremden.
Entscheidend ist nicht die Technik, sondern **wie sie eingeführt,
begleitet und gestaltet wird.**

Dieses Kapitel beleuchtet Chancen, Risiken und notwendige
Voraussetzungen für eine **pflegesensible Digitalisierung** – und
zeigt, warum Pflege nicht Zielgruppe, sondern **Mitgestalterin**
digitaler Transformation sein muss.

---

1. Wo Digitalisierung in der Pflege ansetzt

Bereich	Beispiele
Dokumentation	digitale Pflegedokumentation, mobile Erfassung (Tablet)
Medikationsmanagement	eMedikationspläne, Interaktionsprüfungen

Bereich	Beispiele
Dienstplanung	digitale Tools mit Wunschdienstabfrage, Tauschbörse
Wissensmanagement	eLearning, Standards per App, digitale SOPs
Patiententransport / Materiallogistik	Echtzeitzuweisung, Barcode-Tracking
Monitoring und Sensorik	Vitalwertüberwachung, Sturzsensoren, intelligente Betten

2. Chancen – was Digitalisierung besser machen kann

Bereich	Potenzieller Gewinn
Zeiteffizienz	schnelleres Erfassen, weniger Doppeldokumentation
Sicherheit	Warnsysteme bei Allergien, Medikamenten
Kommunikation	Verfügbarkeit von Infos über Berufsgruppen hinweg
Verfügbarkeit	Zugriff auf Wissen überall, jederzeit
Planung	Dienstpläne, Skill-Grade, Besetzung live
Entlastung	Robotik bei Transport, Essen, Reinigung

Digitalisierung kann Pflege **mehr Raum für das Menschliche geben** – wenn man sie richtig nutzt.

3. Belastung – wenn Technik nicht trägt, sondern drückt

- Systeme werden eingeführt **ohne echte Schulung**
- Dokumentation wird **nicht weniger, sondern mehr** (z. B. Pflichtfelder, Redundanzen)
- Technikausfälle führen zu **Verzögerung und Frust**
- Pflegekräfte werden **nicht beteiligt** bei Auswahl, Einführung oder Evaluation
- Software ist **nicht an die Pflegepraxis angepasst** (z. B. Klickwege zu lang, keine Offlinefunktion)

Folge: Die erhoffte Entlastung wird zur Zusatzbelastung – mit Reaktanz und Ablehnung im Team.

---

4. Pflege braucht digitale Beteiligung – von Anfang an

Pflegekräfte müssen **nicht nur geschult**, sondern **beteiligt** werden:

Stufe der Einführung	Pflegebeteiligung
Auswahl	Usability-Tests mit Pflegekräften
Einführung	Multiplikatorenmodell (Pflege als Trainer:in)
Rückmeldung	Pflegefeedback aktiv einholen und umsetzen
Evaluation	Pflege bestimmt mit, ob System bleibt oder verändert wird

Gute digitale Systeme orientieren sich nicht an Technik – sondern an **Pflegeprozessen.**

5. Digitalkompetenz als Teil der Pflegebildung

Wer heute Pflege ausbildet, muss auch digitale Themen vermitteln:

- Datenschutz & Informationssicherheit
- kritische Reflexion digitaler Quellen
- Umgang mit ePA, eMedikation, Robotik
- Pflegeinformatik und Evidenzsysteme
- Rechte und Pflichten im digitalen Raum

Vorteil: Jüngere Generationen bringen hohe Affinität mit – müssen aber praxisorientiert ausgebildet werden.

---

6. Beispiel: Einführung digitaler Pflegedoku mit Pflegebeteiligung

Ein Krankenhaus plant die Einführung eines digitalen Dokumentationssystems.

Statt zentraler Schulung → Modellprojekt auf 2 Pilotstationen:

- Pflegekräfte testen mit echten Fällen → geben Rückmeldung zu Abläufen, Fehlerquellen, Verbesserungspotenzial
- Einführungsteam besteht zu 50 % aus Pflegefachkräften
- Live-Begleitung in den ersten 2 Wochen nach Go-live

Ergebnis nach 3 Monaten:

- Hohe Akzeptanzrate

- 26 % weniger Dokumentationszeit
- System wird aktiv genutzt, Pflegefehler bei Medikation rückläufig

---

7. Digitalisierung als Teil von Pflegekultur

Digitalisierung ist kein Projekt – sie ist **Kulturwandel.**
Sie muss getragen werden von:

- Beteiligung
- Feedback
- Weiterentwicklung
- Schutz vor Überforderung

Wichtig: Digitales Denken heißt **nicht Entmenschlichung,** sondern **Professionalisierung mit neuen Mitteln.**

Fazit

Pflege braucht Digitalisierung – aber zu ihren Bedingungen. Wer Technik nutzt, um Pflege zu stärken, gewinnt. Wer Technik nutzt, um Pflege zu ersetzen, verliert Vertrauen, Qualität und Menschen.

Technik ist nur dann ein Fortschritt, wenn sie Pflege nicht ersetzt – sondern **entlastet, erweitert und respektiert.**

Kapitel 19

„Künstliche Intelligenz in der Pflege – Unterstützung, nicht Ersatz"

Künstliche Intelligenz (KI) ist längst keine Zukunftsmusik mehr. In der Radiologie trifft sie erste Diagnosen, in der Logistik steuert sie Ressourcenströme, in der Verwaltung bearbeitet sie Anfragen. Auch in der Pflege beginnt KI, Prozesse zu unterstützen, Entscheidungen zu begleiten – und das Potenzial ist enorm.

Gerade im Kontext des anhaltenden Personalmangels eröffnet KI neue Möglichkeiten: **Entlastung, Fehlervermeidung, Strukturhilfe, Kommunikation.** Aber: KI ersetzt keine Beziehung, keine Berührung, keine pflegerische Haltung. Dieses Kapitel zeigt, wo KI heute schon helfen kann – und was sie niemals leisten darf.

---

1. Was ist KI – und was nicht?

KI bedeutet nicht: Roboter übernehmen Pflege
KI bedeutet: Systeme, die aus Daten lernen, Muster erkennen, Empfehlungen geben und automatisiert Entscheidungen vorbereiten – oft in Echtzeit.

Beispiele:

- Sprachgesteuerte Dokumentation
- Frühwarnsysteme für Delir oder Dekubitus
- Chatbots für Patientenanfragen

- Routenplanung für Patiententransporte
- Intelligente Zeitplanung bei der Dienstbesetzung

---

2. Wo KI heute schon in der Pflege unterstützt

Einsatzbereich	Funktion der KI	Nutzen
Frühwarnsysteme	z. B. für Sepsis, Delir, Sturzrisiko	Erhöhte Sicherheit, gezielte Prävention
Dokumentation	Spracherkennung, automatische Pflegeplanvorschläge	Zeitersparnis, Fehlerreduktion
Materiallogistik	Bedarfserkennung, automatische Bestellung	Entlastung von Nebenaufgaben
Dienstplanung	Algorithmische Schichtverteilung nach Qualifikation	Gleichverteilung, mehr Planbarkeit
Robotikunterstützung	automatischer Medikamententransport, Essensausgabe	Wegfall nicht-pflegerischer Tätigkeiten
Wissensmanagement	Kontextbezogene Pflegeempfehlungen	Sicherheit, z. B. bei seltenen Krankheitsbildern

---

3. Was KI nicht kann – und auch nie sollte

- Empathie, Beziehungsarbeit
- Ethische Abwägung am Patientenbett

- Zwischenmenschliches Deeskalieren
- Verantwortung übernehmen

KI ist Werkzeug – nicht Haltung. Sie ergänzt, aber ersetzt keine pflegerische Integrität.

---

4. Akzeptanz bei Pflegekräften – entscheidend für Erfolg

Erfahrungen aus Pilotprojekten zeigen:
Pflegekräfte akzeptieren KI, wenn sie…

…entlastet, nicht überfordert
…verständlich funktioniert
…transparent entscheidet
…nicht als Kontrolle, sondern als Unterstützung erlebt wird
…Pflege in ihrer Rolle stärkt, nicht marginalisiert

Gefahren bei schlechter Einführung:

- Mehrarbeit durch Doppelsysteme
- Vertrauensverlust
- Gefühl von Überwachung
- Technische Abhängigkeit ohne Schulung

---

5. Wie KI den Personalengpass abfedern kann

In Zeiten knapper Personaldecke kann KI nicht „auffüllen" – aber **strukturieren, entlasten, priorisieren:**

Engpassfaktor	KI-basierte Entlastung
Zeitmangel	Automatisierte Doku, Entscheidungsunterstützung
Wissenslücken	On-demand Schulungsbots, Guidelines per App
Kommunikationsstau	Chatbots für interne Kommunikation
Ressourcensteuerung	Bedarfsanalyse und Vorschlagsplanung
Fehlende Nachtdienste	Monitoring + Frühwarnung = Risikoreduktion

KI kann die Lücken nicht schließen – aber sie **intelligenter organisieren**.

---

6. Beispiel: Pflege mit KI-Assistenzsystem

Ein Modellprojekt in einem geriatrischen Zentrum:

- Tablets am Bett mit Spracherkennung
- Pflegekräfte dokumentieren über Sprache – KI ergänzt Pflegediagnosevorschläge
- Bewegungsmelder erkennen Mobilisationstrends
- System schlägt Delirprophylaxe vor, wenn Risiko steigt

Ergebnis nach 12 Monaten:

- 40 % weniger Dokuzeit pro Schicht
- bessere Ergebnisqualität bei Dekubitusprävention
- höhere Teamzufriedenheit – trotz weiter angespannter Personalsituation

---

7. Voraussetzungen für erfolgreiche KI-Nutzung

- Pflegefachliche Beteiligung bei Auswahl, Einführung, Schulung
- Transparente Algorithmen – erklärbar, nachvollziehbar
- Ethische Rahmung: Was darf KI entscheiden – was nie?
- Datenschutz und Informationssicherheit mit Pflegebedürfnissen vereinbar machen
- Regelmäßige Evaluation der Wirkung – auch emotional

Fazit

Künstliche Intelligenz ist weder Bedrohung noch Wunderlösung – sondern ein Werkzeug, das dann am besten wirkt, wenn es **pflegeorientiert** eingesetzt wird.
In einem System am Limit kann KI Struktur geben, Sicherheit erhöhen und **Pflegekräfte genau dort entlasten, wo es am meisten wehtut: bei unnötigem Aufwand.**

KI ersetzt keine Pflegekraft – aber sie kann **ihr helfen, Mensch zu bleiben.**

Kapitel 20

„Pflegezentrierte Organisation – Vom Anhängsel zur tragenden Säule"

In vielen Krankenhäusern ist Pflege nach wie vor „Teil des Systems" – aber **nicht mitgestaltender Teil der Steuerung.** Während medizinische Fachrichtungen, Geschäftsführung und Finanzabteilungen Strategien entwickeln, wird Pflege oft informiert, aber nicht gefragt. Dabei ist Pflege der größte Berufsstand im Krankenhaus, Hauptakteur in der Patientenversorgung – und gleichzeitig die Berufsgruppe mit den höchsten Ausstiegsquoten, Belastungswerten und Frustrationszahlen.

Dieses Kapitel skizziert, wie ein Krankenhaus zur **pflegezentrierten Organisation** wird – strukturell, kommunikativ, kulturell und steuerungstechnisch.

---

1. Was bedeutet „pflegezentriert"?

Pflegezentriert heißt nicht: Pflege steht über allem.
Pflegezentriert heißt:

- Pflege wird als **gleichberechtigter Akteur** in Steuerung und Entwicklung verstanden.
- Pflegeziele und Pflegebelastung beeinflussen die **Gesamtstrategie** des Hauses.
- Pflegekräfte haben **echten Einfluss** auf Prozesse, Entscheidungen und Prioritäten.

Pflegezentriert ist eine Frage der Haltung – und der Struktur.

---

2. Kennzeichen einer pflegezentrierten Organisation

Dimension	Umsetzung in der Praxis
Strukturelle Beteiligung	Pflege ist in Vorstandsebene, Strategieausschüssen, Budgetrunden präsent

Dimension	Umsetzung in der Praxis
Verbindliche Pflegekennzahlen	Pflegebedarf fließt in Zielvereinbarungen, Budget und Qualität
Pflegeentwicklung	Fortbildungsbudget, Karrierewege, APN, Forschung
Pflegeleitung mit Steuerungsmandat	nicht nur organisatorisch, sondern inhaltlich-strategisch tätig
Pflegepolitik im Leitbild	Pflegewerte sind Teil der Unternehmenskultur
Pflegekommunikation	Klare, offene Dialoge auf Augenhöhe – nicht hierarchisch, sondern prozessbezogen

3. Woran erkennt man ein nicht-pflegezentriertes Haus?

- Pflege ist in keinem strategischen Gremium vertreten.
- Dienstpläne gelten als „interne Organisationsfrage".
- Innovationen werden eingeführt, ohne pflegerischen Praxistest.
- Pflege wird nur an Ausfallzahlen, nicht an Ergebnisqualität gemessen.
- Pflegeentwicklung hängt von Einzelengagement ab – nicht von Struktur.

→ Folge: Pflege zieht sich zurück, identifiziert sich nicht, reagiert statt zu gestalten.

4. Die 5 Säulen einer pflegezentrierten Organisation

1. Pflegevertretung auf strategischer Ebene

- Stimmrecht in Vorstand, QM, Controlling, Digitalisierungsprojekten
- Beteiligung an Ressourcenplanung, Stellenbedarf, Investitionsstrategie

2. Pflege als Steuerungseinheit

- Pflegekennzahlen (PPR, Skill-Grade, PpUG-konformität) werden regelmäßig berichtet
- Pflegeentwicklung fließt in Personalstrategie ein (z. B. Talentmanagement, Einarbeitungsstruktur)

3. Pflegebildung mit System

- jährlich planbares Fortbildungsbudget
- Pflegeentwicklungspfade (Fachpflege, Leitung, Praxisentwicklung, Wissenschaft)
- Kooperation mit Hochschulen / Pflegeforschung

4. Pflegequalität mit Einfluss

- Pflegeziele sind Teil von Gesamtzielen (z. B. Mobilität, Delirprävention, Patientenzufriedenheit)
- Pflegeindikatoren werden ausgewertet und verbessert – mit pflegerischer Beteiligung

5. Pflegekultur mit Rückgrat

- Pflegeleitbild mit gelebten Werten
- kollegiale Beratung, Supervision, Reflexionsformate

- Beteiligung an interprofessionellen Ethik- und Morbiditätskonferenzen

---

5. Beispiel: Pflegezentriertes Pilotprojekt

Ein Klinikum der Schwerpunktversorgung (450 Betten) installiert folgende Elemente:

- **Pflege-Strategieboard** mit Beteiligung der Pflegedienstleitung, Stationsleitungen, Pflegeexpert:innen
- Einführung eines Pflegeindikatoren-Dashboards (Pflegezeit, Pausenfähigkeit, Sturzraten, Ausbildungsstatus)
- Integration der Pflege in Digitalprojekte (z. B. Auswahl von Doku-Systemen)
- Verbindliche Pflegeentwicklungspfade mit Supervision, APN-Optionen, Budgetplanung

Ergebnis nach 1 Jahr:

- Deutlich höhere MA-Zufriedenheit bei Pflegekräften
- Geringere Fluktuation im Vergleich zu Vorjahr (–27 %)
- Mehr Bewerbungen in Pflege – erstmals Warteliste bei Ausbildungsplätzen

6. Herausforderungen bei der Umsetzung

Herausforderung	Lösung
Führungskultur „von oben herab"	Schulung in partizipativer Leitung, Einführung von „Shared Governance"
Pflege wird nicht als „strategisch" gesehen	Pflegebeiträge sichtbar machen: Qualität, Effizienz, Sicherheit
Fehlendes Datenmaterial	Pflegekennzahlen gezielt erfassen, z. B. PPR 2.0, Pflegekomplexität
Skepsis im Pflegeteam („bringt eh nichts")	Kleine, greifbare Projekte starten – sichtbar machen, was gelingt

Fazit

Pflegezentrierte Organisation heißt nicht, dass Pflege alles entscheidet – sondern dass Pflege **mitentscheidet**. Wer pflegezentriert handelt, setzt auf Versorgungsqualität, Menschlichkeit und Nachhaltigkeit – nicht nur im ethischen, sondern auch im ökonomischen Sinn.

Pflege wird dann zur tragenden Säule – und nicht länger zur stillen Lastträgerin des Systems.

Nachwort

Pflege ist kein Problem –

sie ist ein Systemträger.

Doch Träger dürfen nicht alleine gelassen werden.

Pflege braucht:

- Raum – um zu wirken

- Stimme – um gehört zu werden

- Menschen – die für sie eintreten

Dieses Buch war ein Versuch, die Realität der Pflege sichtbar zu machen.

Nicht mit Vorwürfen – sondern mit Einsichten.

Nicht mit Idealen – sondern mit Ideen.

Nicht mit Pauschalen – sondern mit Perspektiven.

Ich danke allen Kolleginnen und Kollegen,

die täglich zeigen,

dass dieser Beruf nicht untergeht –

sondern besteht.

Andreas Rabe

Über den Autor

Andreas Rabe, geboren 1970, absolvierte zunächst eine Ausbildung bei der damaligen Deutschen Bundespost.

Nach einigen Umwegen entschied er sich, eine weitere Ausbildung in der Krankenpflege zu wagen – von 1993 bis 1996.

Während dieser Ausbildung lernte er seine heutige Frau Kerstin kennen – und lieben.

1998 Hochzeit und Geburt des gemeinsamen Sohnes Leon.

Seitdem ist er ununterbrochen in der Pflege tätig.

Über ein Jahrzehnt hinweg arbeitete er auf Intensivstationen von Maximalversorgern.

Mitglied in diversen Organisationen (DIVI, GRC, DBfK, Verdi). Seit Jahren freiwillig registrierter beruflich Pflegender.

Pflegedienstleiter wollte er eigentlich nie werden –

zu oft stimmten seine Vorstellungen nicht mit denen anderer überein.

Als Reanimationstrainer hat er zahlreiche Kurse für Mitarbeitende, Patient:innen und Angehörige gegeben.

Zudem war er mehrere Jahre Mitglied im Betriebsrat einer großen Klinik.

Er kennt die Realitäten der Pflege –

und schreibt für Menschen, die Pflege mitgestalten wollen.

Viele Kolleginnen und Kollegen hat er in den Jahren kommen und gehen sehen.

Den Wandel der Zeit beobachtet er täglich – im Team, im System, im Anspruch.

Sein Anspruch – auch an sich selbst: immer ehrlich, authentisch.

Keine Lügen. Miteinander statt gegeneinander.

© 2025 Andreas Rabe

Verlag: BoD · Books on Demand GmbH, Überseering 33,

22297 Hamburg, bod@bod.de

Druck: Libri Plureos GmbH, Friedensallee 273, 22763 Hamburg

ISBN: 978-3-8192-9907-0